Le trouble de déficit de l'attention avec ou sans hyperactivité

D0841429

La Collection du CHU Sainte-Justine
pour les parents

Le trouble de déficit de l'attention avec ou sans hyperactivité

Stacey Bélanger
Michel Vanasse

Marie-Claude Béliveau
Olivier Jamoulle
Sarah Lippé
Hélène Pâquet
Gilles Pelletier
Catherine-Marie Vanasse

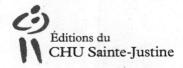

Éditions du
CHU Sainte-Justine

Catalogage avant publication de Bibliothèque et Archives nationales du Québec et Bibliothèque et Archives Canada

Vedette principale au titre:

Le trouble de déficit de l'attention avec ou sans hyperactivité
(La Collection du CHU Sainte-Justine pour les parents)

ISBN 978-2-89619-136-9

1. Hyperactivité - Ouvrages de vulgarisation. 2. Hyperactivité - Traitement - Ouvrages de vulgarisation. I. Bélanger, Stacey. II. Vanasse, Michel. III. Collection: Collection du CHU Sainte-Justine pour les parents.

RJ506.H9T76 2008   618.92'8589   C2008-941685-6

Illustration de la couverture: Marion Arbona
Infographie: Folio infographie

Diffusion-Distribution   au Québec: Prologue inc.
                          en France: CEDIF (diffusion) – Daudin (distribution)
                          en Belgique et au Luxembourg: SDL Caravelle
                          en Suisse: Servidis S.A.

Éditions du CHU Sainte-Justine
3175, chemin de la Côte-Sainte-Catherine
Montréal (Québec) H3T 1C5
Téléphone: (514) 345-4671
Télécopieur: (514) 345-4631
www.chu-sainte-justine.org/editions

© Éditions du CHU Sainte-Justine, 2008
  Tous droits réservés
  ISBN: 978-2-89619-136-9

Dépôt légal: Bibliothèque et Archives nationales du Québec, 2008
                Bibliothèque et Archives Canada, 2008

Les Éditions du CHU Sainte-Justine sont un membre partenaire de l'Association nationale des éditeurs de livres (ANEL).

Cet ouvrage est imprimé sur un papier entièrement recyclé.

REMERCIEMENTS

Je tiens d'abord à remercier le docteur Michel Vanasse pour son énorme travail à la révision de cet ouvrage. Je souhaite également remercier Marie-Claude Béliveau, Olivier Jamoulle, Sara Lippé, Hélène Pâquet, Gilles Pelletier, Catherine-Marie Vanasse et Michel Vanasse pour leur précieuse collaboration à cet ouvrage. Enfin, je remercie également l'éditeur et son équipe, les Éditions du CHU Sainte Justine.

Stacey Bélanger

TABLE DES MATIÈRES

INTRODUCTION

Au cours de la dernière décennie, un grand nombre d'études consacrées au trouble de déficit de l'attention avec ou sans hyperactivité (TDA ou TDAH) ont permis de mieux connaître ce syndrome. Le trouble de déficit de l'attention est généralement reconnu comme une déviation débilitante des processus normaux du neurodéveloppement qui affecte 5 à 10 % de la population, dans diverses catégories d'âges. Les enfants souffrant du TDAH présentent diverses caractéristiques et différents types de comportement selon les étapes de leur développement.

Le TDAH est un problème fréquent qui affecte au moins un enfant ou deux par salle de classe en Amérique du Nord. La plupart des enfants atteints de ce syndrome affichent de piètres résultats scolaires et vivent des conflits et des déceptions dans leurs rapports avec leurs amis, leurs parents et leurs enseignants.

Ces dernières années, des recherches passionnantes et prometteuses ont eu lieu dans ce domaine. On a pu constater que nombre d'enfants et d'adolescents atteints du TDAH souffrent souvent de d'autres problèmes, tels que troubles d'apprentissage, trouble oppositionnel avec provocation et trouble anxieux. Les examens d'imagerie cérébrale suggèrent que les personnes atteintes du TDAH présentent des particularités au niveau de la structure du cerveau. De nombreuses études ont démontré que le TDAH présente une forte composante héréditaire que les chercheurs en génétique sont maintenant en mesure de mieux identifier. De plus, grâce à la recherche, on connaît mieux maintenant l'effet des médicaments sur la transmission de la dopamine et de la noradrénaline, et la commercialisation d'un médicament pouvant être pris une fois par jour a transformé de manière significative le traitement médical des enfants et des adolescents souffrant du TDAH.

La rédaction de ce livre a été inspirée par les familles qui fréquentent la Clinique du TDAH du CHU Sainte-Justine, où l'on procède à l'évaluation et au traitement des enfants souffrant du TDAH ainsi que de différentes affections médicales, développementales, psychologiques ou psychiatriques qui y sont associées. Ces familles ont besoin d'une information concise et mise à jour pour apprendre à mieux gérer ce problème médical complexe. Ce livre n'est pas un traité scientifique et ne prétend pas faire autorité en matière de TDAH. Notre intention est plutôt de fournir suffisamment de renseignements aux familles pour qu'elles puissent prendre des décisions éclairées en ce qui concerne le traitement de leur enfant. Nous sommes conscients que les parents et les proches de l'enfant sont des membres essentiels de l'équipe, et qu'en favorisant leur compréhension du problème et en soulignant l'importance de leur soutien, nous augmentons l'efficacité des programmes médicaux et éducatifs conçus pour les enfants et les adolescents souffrant du TDAH.

Ce livre sur le trouble de déficit de l'attention avec ou sans hyperactivité a été préparé par l'équipe de professionnels de la Clinique du TDAH du CHU Sainte-Justine, une équipe multi-disciplinaire qui a pour vocation d'examiner et de soigner l'un des groupes d'enfants et d'adolescents les plus gratifiants, soit ceux qui souffrent du TDAH.

Les auteurs espèrent que ce livre permettra à ceux qui sont aux prises avec ces difficultés, ainsi qu'à leurs soignants, de parvenir à une meilleure qualité de vie.

Chapitre 1

Une approche multidisciplinaire pour le trouble de déficit de l'attention, avec ou sans hyperactivité

Stacey Bélanger

Introduction

Le trouble de déficit de l'attention avec ou sans hyperactivité (TDAH) est l'un des désordres de l'enfance les mieux étudiés depuis plus de 100 ans. Il est considéré par les pédiatres et par les spécialistes en santé mentale comme un problème *neurodéveloppemental* et *neurobiologique*. La *comorbidité* est de plus en plus reconnue chez les enfants souffrant de ce trouble, ce qui permet de mieux comprendre comment les désordres coexistant avec ce trouble influencent le fonctionnement familial, le succès scolaire et même les réactions aux traitements. Contrairement au point de vue qui prévalait à la fin des années 90, le trouble de déficit de l'attention ne disparaît pas à l'adolescence. Les études longitudinales ont en effet démontré l'omniprésence des difficultés d'adaptation dans le fonctionnement chez au moins 50 % des adolescents et chez de nombreux adultes diagnostiqués dans l'enfance.

Prévalence

De 3 % à 5 % des enfants sont atteints du trouble de déficit de l'attention. Il s'agit d'un phénomène mondial, que l'on constate dans tous les pays où il a fait l'objet d'études. Malgré le fait qu'on trouve certains symptômes de TDAH chez une bonne proportion d'enfants normaux, nous savons que pour poser un diagnostic chez des enfants, on doit comparer l'enfant référé à ses compagnons pour déterminer à quel point leurs comportements

TABLEAU 1

Le TDAH : du trouble comportemental au trouble cérébral

Année	Concept
1902	Déficience morbide du contrôle moral
1904	Syndrome comportemental post-traumatique avec hyperactivité
1922	Troubles comportementaux postencéphaliques chez les enfants
1934	Hyperactivité et comportement perturbateur associés à une atteinte cérébrale
1960	Dysfonction cérébrale mineure
1968	Réaction hyperkinésique de l'enfance (DSM-II)
1980	Déficit d'attention + ou – hyperactivité (DSM-III)
1987	Trouble déficitaire de l'attention/hyperactivité (DSM-III-R)
1994	TDAH inclut les sous-types : inattentif prédominant, hyperactif prédominant et mixte (DSM-IV)
2000	Trouble déficitaire de l'attention avec hyperactivité (DSM-IV-TR)

problématiques sont déviants par rapport aux enfants du même âge et du même sexe. Plus les enfants se distinguent de leurs semblables dans ces comportements, plus ils risquent d'avoir des difficultés à s'adapter à l'école et dans la société.

Le diagnostic de TDAH est généralement fait à partir des critères établis par le DSM-IV (*Manuel diagnostique et statistique des troubles mentaux*). Les critères diagnostiques établis par ce manuel comportent une liste de neuf symptômes spécifiques d'inattention et de neuf symptômes spécifiques d'hyperactivité/impulsivité. Dans le DSM-IV, on exige que chaque symptôme du TDAH (inattention, hyperactivité, impulsivité) soit considéré comme se produisant « souvent » avant d'être considéré comme significatif d'une inadaptation dans le développement. Bien que les critiques affirment que beaucoup d'enfants normaux montrent de tels symptômes et qu'ils devraient donc être considérés comme souffrant du trouble en question, les recherches menées à ce sujet indiquent qu'il n'en est rien. En effet, on a observé un quelconque symptôme décrit dans le DSM-IV comme se produisant souvent que chez 4 % à 19 % des filles et 7 % à 23 % de garçons normaux. En outre, un symptôme unique ne permet pas de qualifier un enfant comme étant atteint d'un TDAH. Il faut qu'au moins six des neuf symptômes énumérés par le

DSM-IV soient considérés comme revenant souvent pour que l'on puisse commencer à parler de TDAH.

La définition du TDAH énoncée dans le DSM-IV se lit comme suit : « mode persistant d'inattention ou d'hyperactivité-impulsivité plus fréquent et plus sévère que ce qu'on observe habituellement chez des sujets d'un niveau de développement similaire ».

Des chercheurs canadiens ont constaté que la prédominance de TDAH dans un vaste groupe d'enfants, en Ontario, était plus élevée chez les enfants très jeunes de sexe masculin, présentant des problèmes de santé chroniques ou un problème développemental, originant de familles dysfonctionnelles ou d'une faible situation socio-économique. D'autres études ont montré que le trouble de déficit de l'attention survient dans toutes les classes sociales.

On reconnaît également que la prédominance du trouble de déficit de l'attention varie beaucoup en fonction du sexe des enfants ayant fait l'objet d'études. En effet, dans les études, la proportion de garçons et de filles souffrant de TDAH varie de 2:1 à 10:1, avec une moyenne de 6:1 chez les enfants vus dans un milieu médical. Cependant, le rapport est seulement 3:1 chez les enfants qui n'ont pas vu de médecin.

Définition et manifestations principales

Les enfants souffrant du trouble de déficit de l'attention ont des difficultés chroniques liées à l'inattention et à l'hyperactivité ou l'impulsivité. On observe qu'ils présentent ces caractéristiques assez tôt dans leur vie, dans une diversité de situations et à un degré qui est inadapté à leur âge ou à leur niveau de développement. Ils sont incapables de se concentrer, de s'empêcher de bouger, de retenir leurs impulsions et de maîtriser leur comportement.

■ TDAH – Définition du DSM-IV

Le trouble déficitaire de l'attention avec hyperactivité (TDAH) est un état neurobiologique caractérisé par un degré inapproprié d'inattention (manque de concentration, distraction), d'hyperactivité et d'impulsivité ne correspondant pas au niveau de développement de l'enfant et pouvant se manifester dans plusieurs types d'environnement (ex. scolaire, social ou familial).

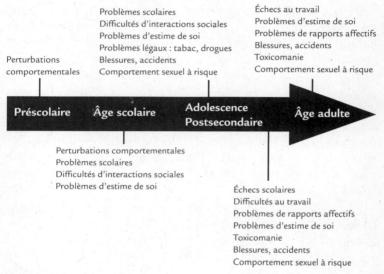

FIGURE 1

Effets du TDAH sur le développement

Inattention

Les enfants souffrant du trouble de déficit de l'attention ont plus
de difficulté à se concentrer que les autres enfants du même âge
et du même sexe. Bien que l'attention soit un concept complexe,
les recherches dans ce domaine suggèrent que la plus grande
difficulté affectant les enfants souffrant de ce syndrome serait le
manque de persistance dans l'effort ou leur incapacité à soutenir
leur attention quand ils effectuent une tâche. Ces difficultés sont
particulièrement évidentes quand l'enfant doit se concentrer
pour exécuter des tâches ennuyeuses, insipides ou répétitives,
par exemple quand il fait ses devoirs ou qu'il entreprend des
corvées.

Ces enfants préfèrent les activités qui offrent un résultat
immédiat plutôt qu'à long terme. L'enfant souffrant d'un trouble
de l'attention semble constamment distrait et a tendance à
changer d'activité pour aller vers ce qui offre une récompense
immédiate. Les éducateurs et les parents décrivent souvent ces
problèmes d'attention comme étant des « rêveries de lunatiques
facilement distraits », ils disent que les enfants « n'arrivent pas à
remplir les tâches qui leur sont assignées » et qu'ils « ne peuvent
se concentrer ». Quand ils se retrouvent devant des tâches ou des
situations dans lesquelles on les encourage à retarder la gratifi-

cation et à travailler vers un but à plus long terme, les enfants optent souvent pour la récompense immédiate qui exige moins de travail. On constate qu'ils prennent des raccourcis dans leur travail, qu'ils appliquent la loi du moindre effort et qu'ils se dépêchent le plus possible d'exécuter des tâches qu'ils trouvent ennuyeuses.

■ SYMPTÔMES D'INATTENTION DU TDAH SELON LE DSM-IV

Les symptômes suivants doivent être fréquents. Le sujet doit présenter au moins six des symptômes d'inattention depuis au moins six mois à un degré qui est inadapté et qui ne correspond pas au niveau de développement :

- incapacité à prêter attention aux détails ;
- difficulté à soutenir son attention au travail ou dans les jeux ;
- n'écoute pas ;
- difficulté à mener les choses à terme ;
- évite ou a en aversion les tâches qui nécessitent un effort mental soutenu ;
- difficulté à s'organiser ;
- perte d'objets importants ;
- facilement distrait ;
- oublis fréquents dans la vie quotidienne.

Hyperactivité

Les gens qui sont aux prises avec le trouble de déficit de l'attention ont souvent des niveaux excessifs d'activité motrice ou vocale. Ils sont agités, ils ont la bougeotte de façon inappropriée et ils semblent sans but. Les parents décrivent souvent ces enfants comme « agissant sous l'impulsion d'un moteur », « incapables de rester tranquilles », « parlant de façon excessive », « toujours sur le piton et prêts à bouger ». À l'école, les enfants se déplacent dans la classe sans permission, ils bougent leurs bras et leurs jambes tout en travaillant, ils jouent avec des objets qui sont sans rapport avec la tâche, ils parlent quand ce n'est pas leur tour de le faire. Chez les adolescents, les symptômes de l'hyperactivité sont souvent présents, mais semblent provoquer plus de bougeotte, un sens plus subjectif de l'agitation et une tendance excessive à parler sans cesse. Avec la maturité, on assiste à un déclin des symptômes de l'hyperactivité plus que des symptômes de l'inattention.

■ **SYMPTÔMES D'HYPERACTIVITÉ-IMPULSIVITÉ DU TDAH SELON LE DSM-IV**

Les symptômes suivants doivent être fréquents. Le sujet doit présenter au moins six des symptômes d'hyperactivité-impulsivité depuis au moins six mois à un degré qui est inadapté et qui ne correspond pas au niveau de développement.

Hyperactivité:
• le sujet se tortille, remue sans arrêt;
• ne peut demeurer assis;
• court, grimpe partout;
• ne peut se tenir tranquille dans les jeux ou au travail;
• est «toujours en mouvement», «comme s'il était monté sur un ressort»;
• parle sans arrêt.

Impulsivité:
• répond trop vite aux questions;
• ne peut attendre son tour;
• impose sa présence, interrompt les autres.

Impulsivité

Les individus présentant un TDAH ont de la difficulté à régler leur comportement dans diverses situations. Chez les enfants souffrant du trouble de déficit de l'attention, le type d'impulsivité que l'on retrouve le plus est celui qui est associé à une faible maîtrise de soi et à une inhabilité à retarder sa réaction ou son envie de satisfaction. Ces enfants tendent à réagir rapidement aux situations et sont incapables d'attendre la fin des instructions ou de juger de façon appropriée les exigences liées à la situation. Il en résulte souvent des erreurs liées à de l'imprudence. De plus, ces enfants n'arrivent pas à prévoir les conséquences potentiellement négatives, destructives ou même dangereuses qui peuvent découler de certaines situations ou de certains comportements. Ainsi, ils courent souvent des risques inutiles. On les voit la plupart du temps prêts à courir des risques dans un pari, surtout avec un compagnon. Il en ressort qu'ils sont assez fréquemment à risque de se blesser ou de s'empoisonner. Les enfants avec un TDAH ont souvent de la difficulté à attendre leur tour dans un jeu ou quand le groupe fait la queue pour se rendre à une activité. Quand ils veulent une chose dont l'accès est interdit et qu'ils doivent attendre un certain temps pour l'obtenir, par exemple quand un parent promet de les emmener dans les magasins, ils peuvent harceler le parent pendant tout le temps de l'attente. Les enfants impulsifs trouvent particulièrement difficiles les situations où ils doivent partager leurs jeux, coopérer et se retenir avec leurs compagnons. Ils prononcent souvent des paroles indélicates sans se soucier de ce que les autres ressentent ni des conséquences qu'ils devront eux-mêmes subir sur le plan social. Il arrive souvent qu'ils donnent prématurément des réponses aux questions et qu'ils interrompent les conversations. On les décrit comme étant immatures, irresponsables, grossiers, ayant peu de maîtrise de leurs émotions. En conséquence, ils se retrouvent souvent punis, critiqués et rejetés de leurs compagnons et même des adultes chargés de prendre soin d'eux.

Les symptômes du déficit de l'attention montrent des variations marquées selon les situations et selon les personnes qui s'occupent de ces enfants. Certaines situations sont moins problématiques, comme jouer à l'ordinateur, regarder la télévision, alors que d'autres situations provoquent une recrudescence de leurs symptômes, comme lorsqu'ils doivent exécuter des corvées, quand les parents parlent au téléphone, quand il y a des visiteurs à la maison ou quand on les emmène dans les lieux publics.

Le niveau d'exigence des adultes qui veulent les restreindre est un des facteurs qui déterminent le comportement de ces enfants dans diverses situations. Quand le jeu est libre et que les exigences sont minimales, on distingue moins facilement les enfants souffrant du trouble de l'attention des enfants normaux, alors que c'est l'inverse dans les situations très restrictives. En outre, plus la tâche est complexe (et donc plus elle exige de planification et d'organisation), moins les enfants atteints d'un TDAH réussissent par rapport aux enfants normaux. Les symptômes de ce trouble handicapent les enfants seulement quand les exigences de l'entourage ou les tâches qu'on leur assigne dépassent leur capacité à rester attentifs, à choisir leur activité et à retenir leurs impulsions. Nous devons regarder de plus près la nature des stimuli dans les tâches et les situations pour lesquelles on exige de l'enfant qu'il réalise pour mieux comprendre pourquoi ces enfants ont tellement plus de difficultés que d'autres dans certaines situations et dans certaines tâches.

Les enfants présentant un TDAH apparaissent plus obéissants et moins turbulents avec leurs pères qu'avec leurs mères. La plupart des mères sont les premières à inciter les enfants à effectuer des tâches et à faire leurs devoirs, à effectuer leurs soins quotidiens et à maîtriser leur comportement en public. Tout cela est certainement exigeant pour l'enfant et les symptômes deviennent alors plus apparents. Ainsi, les mères prennent souvent conscience de la présence d'un TDAH chez leur enfant avant les pères. Quelle qu'en soit la raison, il est bien établi que les enfants atteints du trouble de déficit de l'attention sont plus obéissants envers leurs pères qu'envers leurs mères. Il ne faut cependant pas interpréter cela ni comme un signe que l'enfant n'a pas vraiment le trouble de déficit de l'attention ni que les problèmes de l'enfant résultent d'une faiblesse dans les habiletés de la mère.

En général, les enfants atteints d'un TDAH montrent moins de problèmes de comportement quand l'environnement leur est peu familier ou nouveau. Le comportement déviant augmente souvent à mesure que l'enfant apprend à connaître la situation dans laquelle il se trouve. Ainsi, au début de l'année scolaire, on évalue comme étant plus correct le comportement des enfants souffrant de ce trouble. Il en est de même quand ils rendent visite à leurs grands-parents qu'ils n'ont pas vus depuis longtemps et qui souvent vont leur témoigner de l'attention sans être trop exigeants envers eux.

La stimulation exigée par une tâche donnée semble également être un facteur dans les résultats obtenus par les enfants souffrant du trouble de déficit de l'attention. Des recherches ont démontré que les objets éducatifs fortement stimulants permettent d'améliorer l'attention de ces enfants par rapport à des objets moins stimulants. Cela expliquerait en partie pourquoi des enfants souffrant du trouble de l'attention sont souvent attirés par des activités très stimulantes, comme les jeux vidéo.

Quand les situations ou les tâches entraînent rapidement un haut niveau de renforcement ou de punition en fonction de la conformité ou non aux instructions, on assiste à une réduction et même, dans certains cas, à une amélioration des déficits reliés à l'attention. Peu d'enfants touchés par le trouble de l'attention manifestent leur trouble devant les jeux vidéo les plus populaires, comme le Nintendo®, ou quand on leur promet des récompenses immédiates après l'accomplissement d'une tâche. Les différences dans le niveau d'activité entre enfants hyperactifs et enfants normaux qui regardent la télévision sont souvent moindres que dans d'autres activités, tandis que ces différences deviennent beaucoup plus évidentes en classe. On a démontré que lorsque des enfants atteints d'un TDAH sont occupés à des activités hautement gratifiantes, ils peuvent même réussir normalement. Leur comportement peut aussi s'améliorer si la gratification devient plus grande.

Certains facteurs situationnels peuvent aussi influencer le comportement de ces enfants. Souvent, quand ils se retrouvent dans des rapports individuels, les enfants atteints du trouble de l'attention paraissent moins actifs, moins inattentifs et moins impulsifs, tandis qu'en groupe, où ils bénéficient de moins d'attention, ils paraissent souvent à leur pire.

La fatigue ou le moment de la journée semblent aussi avoir un effet sur le degré de déviance des symptômes du déficit. Quelques études ont démontré que les enfants souffrant du trouble de déficit de l'attention arrivent beaucoup mieux à résoudre les problèmes durant l'avant-midi, alors que leur comportement en classe empire durant l'après-midi. Ceci s'observe aussi chez les enfants normaux et, ainsi, les enfants hyperactifs semblent être plus actifs et inattentifs que les enfants normaux, indépendamment de l'heure de la journée. On peut donc obtenir à certains moments de la journée plus qu'à d'autres des résultats relativement meilleurs dans les devoirs et en classe de la part des enfants souffrant du trouble de déficit de l'attention. Cela suggère également que les éducateurs doivent bien prévoir les moments où ils demandent aux enfants d'effectuer des tâches difficiles ou répétitives. Ils doivent réserver les périodes du matin pour les activités exigeant une plus grande attention et restreignant les mouvements, alors qu'ils devraient prévoir des activités physiques et plus récréatives l'après-midi. De tels résultats jettent des doutes sérieux sur la pertinence d'imposer des périodes de travail en fin d'après-midi ou en début de soirée à des enfants atteints du trouble de déficit de l'attention.

Diagnostic

Actuellement, les caractéristiques principales du trouble de déficit de l'attention avec hyperactivité et les critères diagnostiques sont décrits dans la quatrième édition du *Manuel diagnostique et statistique des troubles mentaux* (*Diagnostic and Statistical Manual of Mental Disorders*, appelé couramment le DSM-IV ; Association psychiatrique américaine, 1994). Voir les critères du DSM-IV à la page 19 et à la page 20.

Ces critères stipulent que les individus doivent manifester des symptômes de trouble de déficit de l'attention pendant au moins six mois et que ces symptômes doivent atteindre un niveau de déviance sur le plan du développement qui se sont développés vers l'âge de 7 ans. Parmi les éléments inscrits dans la liste concernant l'inattention, six éléments sur neuf doivent être évalués comme étant inadéquats sur le plan développemental. Parmi les critères diagnostiques de l'hyperactivité-impulsivité, on doit en reconnaître six sur neuf. Pour établir un diagnostic de trouble de déficit de l'attention **avec** hyperactivité, il faut retrouver des critères dans l'une ou l'autre des listes de symptômes ou encore dans les deux. On peut donc diagnostiquer que la personne est inattentive de façon prédominante ou hyperactive-impulsive de façon prédominante, ou encore qu'elle montre une combinaison de ces deux types de symptômes. Il semble que le type inattentif soit plus fréquemment associé à des problèmes d'attention concentrée et sélective, ainsi qu'à une lenteur dans le processus d'acquisition de l'information. Cela contraste avec le type combiné de trouble de déficit de l'attention avec hyperactivité, qui est plutôt associé à des problèmes de persistance dans l'effort et à de la distraction.

Ces critères diagnostiques sont parmi les plus rigoureux et les mieux démontrés, sur le plan empirique, de toute l'histoire du diagnostic clinique pour ce trouble. Ils ont été élaborés par un comité formé de quelques-uns des principaux spécialistes du domaine, d'un examen de la documentation concernant ce trouble, d'un survol informel des échelles d'évaluation des comportements liés à ce syndrome de la part du comité, ainsi que des analyses statistiques portant sur les résultats d'expériences effectuées auprès de 380 enfants dans 10 centres différents en Amérique du Nord.

Ces critères fournissent aux cliniciens intéressés par cette problématique un ensemble de directives, lesquelles doivent être appliquées avec quelques modifications dans des cas particuliers et avec un certain jugement clinique.

Les symptômes du trouble de déficit de l'attention avec hyperactivité doivent entraîner un handicap. Il s'agit là d'un critère essentiel dans le diagnostic de ce trouble si on veut distinguer le TDAH du vaste ensemble de comportements humains normaux qui ne constituent pas nécessairement un handicap. Ainsi, le simple fait qu'un enfant montre plus que les autres une grande fréquence ou une sévérité de symptômes liés au trouble de déficit de l'attention avec hyperactivité ne permet pas, en soi, de poser un diagnostic de trouble de déficit de l'attention. Les symptômes doivent aussi mener à une interférence dans un ou plusieurs des domaines principaux des activités de la vie (généralement la maison, l'école ou le travail) liées à une catégorie d'âge.

Les causes du trouble de déficit de l'attention avec hyperactivité (TDAH)

Qu'est-ce qui provoque le trouble de déficit de l'attention? Qu'est-ce qui donne lieu à ce comportement typique caractérisé par de l'inattention, de l'impulsivité et de l'hyperactivité? Ce trouble est-il héréditaire, acquis ou est-ce une combinaison des deux? Est-il provoqué par des «déséquilibres chimiques» ou par des anomalies structurelles dans le cerveau?

FIGURE 2

Hypothèses étiologiques du TDAH

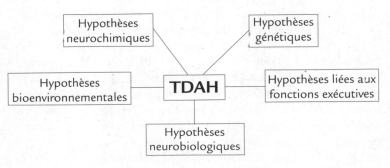

Influences génétiques

Il est clair à l'heure actuelle qu'il existe une importante composante héréditaire dans le TDAH. Plusieurs études portant sur les familles, les jumeaux et les enfants adoptés ont apporté des preuves solides qui permettent d'affirmer que des facteurs génétiques contribuent aux causes de ce trouble. Les parents et les membres proches des familles des enfants atteints du trouble de déficit de l'attention rapportent souvent qu'ils ont ressenti les mêmes problèmes d'inattention, d'hyperactivité ou d'impulsivité que les enfants chez lesquels on a posé un diagnostic de TDAH. Le risque d'en être atteint augmente chez les enfants dont les parents ou les frères et sœurs sont atteints. Environ 25 % des parents proches d'enfants présentant un TDAH en sont également atteints.

Les études faites chez les enfants adoptés et atteints d'un TDAH appuient fortement l'hypothèse d'un rôle important de l'hérédité dans cette condition. Les parents biologiques d'enfants atteints d'un trouble de déficit de l'attention montrent une prévalence beaucoup plus grande de TDAH que les parents adoptifs de ces mêmes enfants.

Des études portant sur l'occurrence du TDAH chez les jumeaux ont démontré que lorsqu'un des jumeaux est atteint du trouble de déficit de l'attention, le risque de voir l'autre jumeau atteint lui aussi est beaucoup plus grand si ces jumeaux sont monozygotiques (qu'on appelle vrais jumeaux ou jumeaux identiques parce qu'ils viennent du même ovule divisé en deux) que s'ils sont dizygotiques (qu'on appelle faux jumeaux, car ils viennent de deux ovules différents).

Aujourd'hui, ces observations cliniques sont soutenues par les découvertes les plus récentes sur des gènes reliés à la fonction de la dopamine, qui est un neurotransmetteur du système nerveux central (le cerveau). La dopamine est l'un des nombreux neurotransmetteurs (substances chimiques produites par le cerveau) qui envoient des signaux dans les cellules nerveuses du cerveau. Certaines études faites en laboratoire et en clinique nous permettent de penser que chez les gens atteints du TDAH, il y aurait une insuffisance dans la production de dopamine ou un mauvais fonctionnement dans la synthèse ou le métabolisme de ce neurotransmetteur. Ces problèmes de transmission de dopamine nuisent à la communication entre les parties du cerveau qui régissent l'attention, la maîtrise des impulsions, la planification et l'activité motrice. La norépinéphrine est un autre neurotransmetteur important. Cette substance augmente les fonctions inhibitrices et exécutives du cerveau. La plupart des médicaments prescrits pour traiter le trouble de déficit de l'attention agissent en améliorant la transmission de la dopamine et de la norépinéphrine dans le cerveau.

La majorité des chercheurs en génétique considèrent que le trouble de déficit de l'attention n'est pas dû au malfonctionnement d'un gène unique, mais plutôt à un ensemble de gènes. Cette hypothèse stipulant que différents gènes sont en cause dans le trouble de déficit de l'attention a un certain nombre de conséquences. Il est possible que certains gènes puissent produire certains types de trouble de déficit de l'attention. Étant donné que le TDAH a des manifestations cliniques très hétérogènes, les modèles génétiques pourraient aider à identifier de façon beaucoup plus précise les patients atteints d'un sous-type d'inattention ou d'un sous-type anxieux, ou encore agressif. De plus, en connaissant les gènes en cause, on pourrait mieux choisir les médicaments pour une personne en particulier. La génétique est vraiment un nouveau champ de recherche fascinant dans le domaine du trouble de déficit de l'attention.

Causes neurologiques

Le fait d'affirmer qu'une maladie est héréditaire veut simplement dire que ce qui cause directement le problème peut être transmis d'une génération à l'autre. C'est ce qui se passe chez la majorité des personnes qui présentent les symptômes du trouble de déficit de l'attention.

Plusieurs considèrent que le trouble de déficit de l'attention est un problème d'ordre neurologique. Les recherches ont démontré que les problèmes d'attention, de maîtrise des impulsions et de niveau d'activité proviennent d'un fonctionnement inadéquat de certaines zones du cerveau et en particulier du lobe frontal. En effet, le lobe frontal et ses connexions avec les noyaux gris centraux jouent un rôle important dans la régularisation des activités humaines et il est sous-utilisé chez les gens atteints du trouble de déficit de l'attention. La plupart des études portant sur la neurobiologie et l'imagerie cérébrale révèlent qu'en tant que groupe, les gens atteints du trouble de déficit de l'attention démontrent une diminution du flot sanguin, du métabolisme du glucose, de l'activité électrique et de la réactivité à la stimulation dans l'une ou plusieurs de ces zones du cerveau. Ces parties du cerveau doivent donc être stimulées pour bien fonctionner. Voilà pourquoi nous prescrivons des stimulants comme médicaments aux personnes hyperactives.

Les recherches donnent à penser que cette diminution de la fonction du lobe frontal, en particulier du cortex préfrontal, et leurs connexions aux autres centres cérébraux se traduit chez les individus atteints d'un TDAH par un manque de concentration dans les activités, par une désorganisation et parfois par de l'agressivité. La personne fait ce qu'elle ressent sur-le-champ. Les médicaments utilisés chez ces individus visent à stimuler ces régions du cerveau, de sorte que la personne atteinte devient plus concentrée, mieux organisée et plus déterminée dans ses actions.

Outre l'hérédité, on a démontré que d'autres facteurs de risque peuvent affecter le développement du fœtus durant la grossesse ou à la naissance et peuvent causer des lésions ou des anomalies dans le développement du cerveau et ainsi entraîner un trouble de déficit de l'attention. Parmi les facteurs les mieux identifiés, mentionnons l'exposition du fœtus à l'alcool ou au tabac, les complications durant la grossesse et à la naissance, comme la toxémie, la prématurité et le petit poids à la naissance.

Selon des recherches récentes, on considère qu'il n'y a pas plus de 5 % des gens atteints du trouble de déficit de l'attention qui auraient acquis le trouble en question à la suite d'une maladie ou d'un dommage postnatal. Toutefois, le trouble de déficit de l'attention peut résulter d'un traumatisme craniocérébral ou d'une blessure à la tête qui aurait endommagé la zone frontale du cerveau. De plus, certaines conditions (comme une encéphalite ou une méningite touchant le cerveau) peuvent aussi être responsables de l'apparition d'un TDAH.

Qu'est-ce qui ne cause pas le trouble de déficit de l'attention ?

Bien des parents, surtout les mères, se reprochent le comportement de leur enfant atteint du trouble de déficit de l'attention. La notion de mauvaises attitudes parentales, aussi connues comme étant la théorie familiale dynamique du trouble de déficit de l'attention, est encore aujourd'hui un des points de vue les plus largement répandus en ce qui concerne l'éducation des enfants dans notre société. Cette théorie occasionne passablement de culpabilité pour les parents dont les enfants souffrent de déficit d'attention. Or, il est important de se souvenir que ce trouble est d'abord héréditaire. Les mauvais parents ne provoquent *pas* le trouble de déficit de l'attention.

Toutefois, une mauvaise éducation peut nuire de plusieurs façons à un enfant souffrant de déficit d'attention. D'abord, cela peut aggraver ses symptômes. En effet, une éducation incohérente, des agressions ou une vie familiale chaotique peuvent aggraver l'inattention, l'impulsivité, l'agressivité, l'hyperactivité et la désorganisation. Ensuite, une mauvaise éducation peut contribuer à la comorbidité. Ainsi, l'anxiété chez un enfant sera exaspérée par un parent toujours en train de le sermonner ou de l'engueuler.

En résumé, une faiblesse dans l'éducation des parents ne peut pas faire en sorte qu'un enfant devienne victime du trouble de déficit de l'attention. Toutefois, si vous avez un enfant souffrant de ce problème, vous devez vous préparer à travailler fort en tant que parents, car ces enfants exigent plus de vous en tant que parents que la moyenne des autres enfants.

L'entourage

On croit aussi, de façon générale, que les facteurs liés à l'entourage, comme le niveau de discipline familiale et le type de soutien offert dans le milieu, jouent un rôle sur la sévérité des symptômes et des comportements et sur le risque de développer plus de problèmes. Toutefois, on constate que ces facteurs liés à l'entourage ne sont jamais en soi la cause proprement dite du problème.

Les recherches n'ont jamais réussi à démontrer l'hypothèse que les colorants artificiels, les parfums ou les salicylates contribuaient à la symptomatologie du trouble de déficit de l'attention. Rien dans le régime alimentaire ne provoque le déficit d'attention. Toutefois, il est sans doute vrai qu'il y a un tout petit groupe d'enfants dont les symptômes de TDAH sont très sensibles à l'alimentation, de sorte qu'il faut tout de même prendre en considération cette donnée.

En outre, contrairement à la croyance populaire, de nombreuses études ont aussi démontré que le sucre ne cause pas d'hyperactivité. En fait, les études ont montré qu'au contraire, un enfant qui consomme de grandes quantités de sucre peut devenir léthargique pendant un certain temps. Cela est certainement vrai pour un sous-groupe d'enfants, quoique certains parents affirment que leurs enfants deviennent surexcités quand ils mangent des sucreries.

De la même façon, les allergies peuvent aggraver le trouble de déficit de l'attention, sans toutefois en être la cause. Un enfant qui est allergique peut devenir agité, irritable et opposant. Ainsi, les allergies peuvent compliquer le comportement, tout comme certains médicaments utilisés pour les traiter.

On a aussi étudié d'autres facteurs liés à l'entourage et pouvant nuire au développement du cerveau chez de très jeunes enfants. Une de ces études concluait que le fait d'être exposé très jeune à la télévision était associé à des problèmes d'attention par la suite. Les auteurs observent que «les expositions à l'entourage, y compris les types de stimulation et leur intensité, touchent le nombre et la densité des synapses neuronaux». Les auteurs insistent: «Nous ne pouvons tirer de conclusions à partir de ces associations. Ce sont peut-être ces problèmes d'attention qui incitent les gens à écouter plus la télévision, plutôt que le contraire.» Il faudrait donc faire plus de recherches dans ce domaine.

Évaluation de l'enfant souffrant du trouble de déficit de l'attention avec hyperactivité

L'évaluation d'un enfant atteint de TDAH est souvent multidisciplinaire et complexe. Il n'est pas facile de faire un diagnostic de trouble de déficit de l'attention. Il n'y a pas de test de laboratoire ou de mesure simple qui permet de déterminer avec certitude si une personne est atteinte ou non ; une information prise seule ne peut confirmer ou infirmer l'existence du trouble. Toutefois, on peut diagnostiquer le déficit de l'attention de façon fiable en suivant les directives des associations de pédiatres et de psychiatres.

La pierre angulaire, quand vient le temps de diagnostiquer le trouble de déficit de l'attention, est d'utiliser les critères définis dans le DSM-IV pour décrire ce problème. On fait le diagnostic de TDAH en rassemblant et en synthétisant les renseignements obtenus de la part de sources diverses, afin de déterminer s'il y a suffisamment de preuves pour conclure que l'enfant remplit tous les critères diagnostiques liés à ce trouble.

Les médecins doivent donc recueillir et interpréter des données venant de multiples sources et utiliser leur jugement clinique pour déterminer si on retrouve ces critères du DSM-IV :

- il y a présence d'un assez grand nombre de symptômes liés au trouble de déficit de l'attention (au moins six sur les neuf caractéristiques d'inattention et d'hyperactivité/impulsivité, ou les deux) ;
- les symptômes sont suffisamment sévères pour être considérés comme « une mauvaise adaptation et de l'incohérence dans le niveau de développement de l'enfant » ;
- ces symptômes provoquent des handicaps dans la vie de l'enfant et nuisent à son bon fonctionnement dans plus d'un domaine (à la maison, à l'école et dans différentes situations survenant dans d'autres milieux) ;
- ces symptômes existent depuis un certain temps (au moins quelques-uns depuis la petite enfance) et d'autres facteurs, désordres ou conditions n'améliorent pas ces symptômes (APA, 1994, 2000).

Il faut consacrer beaucoup de temps et d'efforts pour diagnostiquer de façon appropriée le trouble de déficit de l'attention et, dans certains cas, l'évaluation ne peut être complétée qu'après deux ou trois visites.

Qui devrait diagnostiquer les enfants souffrant du trouble de déficit de l'attention ? Dans la plupart des cas, les pédiatres et les médecins de famille peuvent faire l'évaluation nécessaire pour diagnostiquer ce trouble. Dans certains cas plus complexes, quand des problèmes de santé mentale et de développement coexistent avec le trouble de déficit de l'attention, on recommande que les enfants soient évalués par un spécialiste, par exemple un psychiatre pour enfant, un pédiatre spécialisé dans le développement et les comportements, ou un neurologue pour enfants, qui connaît bien les troubles liés au déficit d'attention.

Les composantes d'une évaluation exhaustive pour le trouble de déficit de l'attention

1. Le médecin doit obtenir un historique détaillé de la personne en faisant remplir un questionnaire (habituellement par les parents, avant la visite médicale) et en interrogeant les parents sur l'histoire médicale de l'enfant (avant sa naissance, à la naissance, ainsi que les maladies, les chirurgies et les hospitalisations depuis la naissance), sur l'histoire de son développement (les jalons atteints dans les différentes habiletés motrices, le langage, l'adaptation et l'apprentissage), sur son comportement et son histoire scolaire. Le médecin obtient également des parents l'histoire médicale et sociale de la famille incluant tout événement important ou stressant (maladie grave, mortalité, divorce). Il s'enquiert aussi du style de discipline des parents et de leurs perceptions des forces de l'enfant, aussi bien que de ses difficultés.

2. L'évaluation médicale inclut un examen physique et neurologique de routine.

3. Dans les cliniques spécialisées, on utilise habituellement des échelles d'évaluation de comportement pour déterminer jusqu'à quel point on observe les différents comportements et symptômes reliés au TDAH dans tous les milieux (à la maison et à l'école). On peut demander aux enseignants, aux parents, aux psychoéducateurs, aux orthopédagogues et aux techniciens en éducation spécialisée d'évaluer l'enfant selon ces échelles. Ces dernières sont constituées d'un certain nombre d'éléments que l'enseignant ou le parent évalue selon la fréquence à laquelle ils observent ces comportements ou ces problèmes spécifiques chez l'enfant. Les échelles sont standardisées et permettent donc à l'évaluateur de noter le comportement de l'enfant (niveau d'activité, distractivité,

habileté à interagir et à s'entendre avec d'autres, etc.) et de le comparer avec d'autres enfants du même âge et du même niveau de développement. Il existe plusieurs échelles d'évaluation que l'on peut utiliser. Parmi les échelles et les questionnaires les plus répandus, on trouve le *Conners' Parent and Teacher Rating Scales* et le *SNAP*.

4. Dans l'investigation des enfants présentant un TDAH, on demande souvent une évaluation psychologique ou psycho-éducationelle qui évalue leurs habiletés cognitives en se basant sur une batterie de tests d'aptitudes pour déterminer leur intelligence globale ainsi que leurs forces et faiblesses à l'école. Une telle évaluation doit être effectuée par un psychologue ou un neuropsychologue. Il est important de passer de tels tests à cause de la forte corrélation constatée entre le trouble de déficit de l'attention et les difficultés d'apprentissage.

5. Pour faire une bonne évaluation, il est essentiel que l'école fournisse de l'information sur les résultats passés et présents de l'élève (sur les plans scolaire, comportemental et social). Cette information doit inclure les rapports, les perceptions et les observations des enseignants. Elle doit aussi inclure des renseignements objectifs concernant le rendement de l'enfant à l'école et son attitude en société, ainsi que ses comportements, aussi bien que son habileté à rester concentré et assidu à sa tâche.

L'objectif principal de l'évaluation du trouble de déficit de l'attention consiste à déterminer la présence ou non de ce trouble chez l'enfant et de le différencier des autres troubles psychiatriques de l'enfance.

Un autre but important de l'évaluation consiste à déterminer les conditions qui coexistent souvent avec le trouble de déficit de l'attention et l'influence de ces conditions sur le pronostic ou sur le choix du traitement.

Un troisième but de l'évaluation consiste à identifier les types d'interventions requises pour surmonter les handicaps psychologiques, scolaires et sociaux. Ces interventions comprennent des consultations individuelles, la formation des parents pour qu'ils sachent mieux quelles attitudes adopter, la thérapie familiale, les changements dans le comportement en classe, les médicaments et des services éducatifs spécialisés et pertinents.

Une fois qu'un enfant a été diagnostiqué comme souffrant d'un déficit d'attention, il y a plusieurs moyens de l'aider, lui et sa famille. Il est important de noter que le déficit d'attention n'est pas une condition qui peut être guérie, mais elle peut être traitée et gérée avec efficacité. Le meilleur moyen d'y arriver, dans la plupart des cas, c'est d'adopter un plan multimodal d'interventions adaptées aux besoins de l'enfant et de sa famille. Cela inclut normalement une combinaison d'interventions médicales, comportementales, psychosociales et éducationnelles, appliquées au besoin, à différents moments de la vie de l'enfant ou de l'adolescent.

Traitement pharmacologique

Quoique les médicaments ne guérissent pas le déficit d'attention, on les utilise depuis les années 1930 pour traiter les enfants qui souffrent de troubles de comportement. Un grand nombre de preuves scientifiques justifient l'usage de médicaments dans le traitement du déficit d'attention. De tous les médicaments prescrits chez l'enfant, ce sont les médicaments utilisés dans le traitement du TDAH dont les effets bénéfiques et secondaires sont les mieux documentés sur le plan scientifique. Ils sont reconnus comme étant extrêmement efficaces et sûrs.

Les stimulants sont les médicaments les plus utilisés pour traiter les symptômes du trouble de déficit de l'attention. Toutefois, il y a beaucoup de controverse dans la population et dans les médias en ce qui concerne l'usage de ces médicaments. Il existe de la désinformation à ce sujet, ce qui fait que les parents ont parfois de la difficulté à prendre une décision éclairée.

Des recherches sérieuses ont été menées sur les effets que peuvent avoir de tels stimulants chez des enfants. Les résultats de ces études ont démontré systématiquement l'efficacité des stimulants pour améliorer le fonctionnement comportemental, scolaire et social des enfants traités, et ce, chez 60 % à 95 % d'entre eux, selon qu'on y associe ou non la présence de troubles psychiatriques ou développementaux. Les médicaments représentent jusqu'ici le seul traitement qui, à lui seul, est le plus efficace pour normaliser le comportement inattentif, impulsif et hyperactif chez les enfants avec un TDAH. Toutefois, l'efficacité de ces médicaments peut être majorée par l'utilisation simultanée de traitements psychosociaux et éducatifs (par exemple un suivi scolaire).

On appelle ces médicaments des « stimulants » à cause de leur capacité à hausser le niveau d'activité, d'éveil ou de vigilance du système nerveux central. Puisque le cerveau est un organe excessivement complexe, on ne connaît pas précisément le mécanisme d'action de ces médicaments sur l'activité des neurotransmetteurs. Par contre, on sait que ces substances sont structurellement semblables à certains neurotransmetteurs (notamment la dopamine et la norépinéphrine) et en imitent les actions. Les neurotransmetteurs comme la dopamine et la norépinéphrine sont relâchés plus efficacement quand un enfant prend des stimulants.

Depuis les années 1960, les stimulants les plus utilisés sont la dextroamphétamine (*Dexedrine™*, *Dexedrine spansule™*) et le méthylphénidate (*Ritalin™*, *Ritalin SR™*). Ces stimulants agissent rapidement et ont les caractéristiques suivantes :

- ils commencent à agir environ 20 minutes après leur absorption ;
- ils se métabolisent rapidement et sont efficaces pendant environ trois ou quatre heures ;
- ils exigent qu'au moins une dose additionnelle soit administrée à l'école le midi.

Les stimulants à action rapide, comme le *Ritalin™* et le *Dexedrine™*, ont pour inconvénient d'atteindre habituellement une concentration maximale dans la circulation sanguine de deux à trois heures après l'ingestion et ils sont excrétés après trois ou quatre heures. Par conséquent, l'effet clinique est de courte durée et exige de prendre de deux à trois doses par jour. En effet, l'usage de ces types de stimulants peut exiger une troisième dose, souvent plus petite, pour permettre à l'enfant de bien fonctionner à la fin de l'après-midi et au début de la soirée.

Récemment, de nouveaux médicaments dont l'action s'exerce plus longtemps ont enrichi la panoplie des médicaments disponibles pour le traitement du trouble de déficit de l'attention. Ceux-ci comprennent le *Concerta™* et le *Biphentin™*, des dérivés de méthylphénidate, et le *Adderall XR™*, une combinaison d'amphétamine et de dextroamphétamine. Ces médicaments aident les enfants pendant les heures d'école et continuent à les aider pendant leurs activités hors programme, leurs jeux et le temps des devoirs. Ces médicaments ont une durée d'action d'environ 10 ou 12 heures.

Le *Concerta™* ressemble à un comprimé, mais sous l'enduit externe du comprimé, qui est digestible, on trouve une capsule à trois compartiments. Deux d'entre eux contiennent le médicament actif et le troisième contient une « chambre de poussée ». Le médicament est lentement poussé par un trou de la taille d'un jet de laser, ce qui procure un effet pendant 12 heures.

Le *Biphentin™* et l'*Adderall XR™* sont également des capsules contenant un certain nombre de minuscules billes de médicament qui sont libérées lentement, sur une période de 12 heures. On peut ouvrir la capsule, ce qui représente un avantage si l'enfant n'arrive pas à l'avaler.

En général, les médicaments à action longue:
- prennent plus de temps à faire effet, par opposition aux médicaments à courte action;
- durent aussi longtemps que 10 ou 12 heures;
- procurent une médication plus douce et soutenue tout au long du jour;
- minimisent les fluctuations (variations en montagnes russes) dans les niveaux sanguins;
- minimisent le phénomène de rebond, qui est la détérioration des symptômes du déficit d'attention, comme l'irritabilité, l'excès d'activité, le manque d'obéissance, à mesure que l'effet de la médication disparaît; cet effet peut durer de 15 à 45 minutes et le médecin peut généralement le minimiser en adaptant la dose ou les périodes de prise de médicament, ou encore en prescrivant une médication différente. Il faut aussi se rappeler que l'effet du stimulant disparaît et que le rebond apparaît dans les périodes de transition que l'enfant traverse pendant la journée, ce qui veut dire lorsqu'il y a un changement dans ses attentes et sa structure. Souvent, l'enfant est dans un programme après l'école ou à la maison, où l'on s'attend à ce qu'il fasse ses devoirs, ou encore il est dans l'autobus. Ainsi, on ignore si l'aggravation des symptômes est liée au fait que la médication diminue en concentration ou à d'autres facteurs;
- sont très bénéfiques pour ces enfants et ces adolescents qui sont mal à l'aise, qui résistent à prendre la médication, sentant qu'ils sont stigmatisés, ou qui oublient d'aller voir la personne responsable, à l'école, de leur donner leur médicament ou de leur rappeler de le prendre chaque jour tout seul.

Le médicament non stimulant

Il existe un nouveau médicament non stimulant, l'atomoxétine (*Strattera™*), qui s'est avéré avoir le même effet sur les neurotransmetteurs que les stimulants, plus spécifiquement sur la norépinéphrine. On croit que le *Strattera™* fonctionne en bloquant de façon sélective la recapture de la norépinéphrine, un messager chimique ou neurotransmetteur, grâce à certaines cellules nerveuses du cerveau. Cette action augmente la disponibilité de la norépinéphrine, qui semble être un neurotransmetteur essentiel pour régulariser la maîtrise des émotions, l'attention et l'organisation. Les effets secondaires les plus courants de la *Strattera™* sont les troubles de digestion, la perte d'appétit et les nausées. Toutefois, ce médicament peut causer de la somnolence et donc être utile pour faciliter le sommeil chez certains patients quand ils le prennent durant la soirée.

L'atomoxétine est efficace durant une plus longue période, jusqu'à 24 heures, ce qui est important pour les enfants ayant de la difficulté à démarrer leur journée le matin. Ce médicament doit être pris sept jours par semaine. L'atomoxétine s'est avéré efficace pour diminuer les symptômes du trouble de déficit de l'attention, peu importe l'âge et le sexe.

La plupart du temps, ces médicaments sont pris par voie orale et sont absorbés par l'appareil gastro-intestinal. Ils sont ensuite absorbés par le cerveau et finissent par être éliminés du corps au cours des 24 heures qui suivent. Avec les molécules plus anciennes, *Ritalin™* et *Dexedrine™*, les effets sur le comportement se produisent chez la plupart des enfants en moins de 30 à 60 minutes, ils atteignent un sommet de 1 à 3 heures plus tard et achèvent de faire effet après 4 ou 6 heures.

Bien que l'on ait prouvé hors de tout doute que ces médicaments sont très efficaces, il convient de noter que jusqu'à 20 % et même 30 % des enfants qui prennent ces stimulants n'en obtiennent aucun résultat positif et on voit même parfois leur comportement empirer. Ainsi, on ne devrait pas présumer que tous les enfants souffrant du trouble de déficit de l'attention réagiront bien à ces médicaments. En outre, certains enfants peuvent bien répondre à l'un de ces médicaments mais peu ou pas aux autres. Par exemple, quand des enfants réagissent peu à un médicament, comme le méthylphénidate, ils peuvent réagir très bien à un autre médicament, par exemple la dextroamphétamine.

Une fois qu'on a prescrit le médicament, que ce soit un stimulant ou non, il y a une période d'essai au cours de laquelle le médecin tente de déterminer la dose la plus appropriée. On appelle cette période le titrage et cela implique les éléments suivants:

- un suivi des symptômes et des changements de comportement (à la maison et à l'école) tout en changeant progressivement les doses et le choix du moment de la prise de médicament;

- commencer par la plus petite dose et l'augmenter progressivement jusqu'à ce qu'on voit une réaction positive ;
- le but du médecin est d'atteindre les effets optimaux de la médication avec un minimum d'effets secondaires ;
- les parents et les enseignants doivent communiquer avec le médecin afin de lui faire part des réactions de l'enfant pour déterminer ensuite la dose et les bienfaits du médicament obtenus selon chaque dosage.

Effets physiques

On a étudié l'effet de ces médicaments en ce qui concerne les hormones de croissance, la taille, le poids, le rythme cardiaque et la tension artérielle. Tout comme pour les effets sur le comportement, les effets de ces médicaments sur ces paramètres comportent de grandes variations individuelles.

Certaines études suggèrent que ces médicaments ont tendance à inhiber la croissance, du moins au début, mais en général, chez la plupart des patients, l'effet est insignifiant sur le poids et la taille de la personne à l'âge adulte. En ce qui concerne le poids, on constate souvent une perte de 0,5 à 1 kg pendant la première année de traitement, mais généralement la croissance reprend vers la seconde année de traitement et au cours des années qui suivent. Tous les stimulants semblent diminuer l'appétit à un degré quelconque, bien que cet effet soit provisoire et principalement limité aux périodes où l'effet des médicaments est à son maximum.

Le rythme cardiaque peut augmenter à cause de ces médicaments, tout comme la tension artérielle, mais ces effets sont faibles et non significatifs.

Effets des médicaments sur le comportement

Les études faites à ce sujet ont systématiquement démontré les effets positifs des médicaments utilisés pour le traitement du TDAH sur la capacité de soutenir l'attention et l'accomplissement des tâches, tout en réduisant l'agitation et l'hyperactivité. Chez la plupart des enfants traités, on observe une amélioration de l'attention pendant les devoirs, à tel point que le comportement de ces enfants ressemble à celui de leurs camarades qui ne souffrent pas de ce trouble. On voit également leur attention s'améliorer lorsqu'ils pratiquent des sports. Enfin, on a aussi démontré que ces médicaments diminuent d'autres comportements déviants, comme les agressions, les comportements impulsifs et l'opposition vis-à-vis des représentants de l'autorité.

Les stimulants apportent chez certains enfants de légères réactions ou émotions négatives. Ces changements d'humeur surviennent souvent quand l'effet de la médication s'atténue, car les médicaments à courte durée d'action sont éliminés du corps vers la fin de l'avant-midi ou de l'après-midi. Ces réactions émotives sont généralement légères et sont plus fréquentes chez les enfants traités avec les médicaments à action rapide.

Effets des médicaments sur l'apprentissage et les résultats scolaires

On a beaucoup étudié et mesuré les effets des stimulants sur l'intelligence, la mémoire, la vigilance, l'attention, la concentration et l'apprentissage. On n'a trouvé aucun changement de fonctionnement à partir des mesures classiques de capacités cognitives, comme les tests d'intelligence. En général, les résultats des recherches indiquent que les stimulants aident les enfants à montrer ce qu'ils connaissent, sans pour autant les aider à savoir ce qu'ils ont à faire.

À moyen terme, les stimulants apportent fréquemment une certaine amélioration dans les résultats scolaires. De nombreuses études ont démontré que les enfants traités avec des stimulants amélioraient leur productivité à l'école et que leurs enseignants leur donnaient de meilleures notes pour leurs résultats scolaires, et dans une moindre mesure, pour la précision de leurs travaux. Il reste à voir si ces améliorations dans les résultats scolaires les mènent à de plus grands succès scolaires à long terme. En conclusion, tout comme pour les effets cliniques des médicaments, les changements thérapeutiques varient énormément pour ce qui est des résultats scolaires et sont sujets à de grandes différences individuelles.

Effets des médicaments sur les interactions sociales

Les médicaments améliorent sensiblement la qualité des interactions sociales entre les enfants atteints du trouble de déficit de l'attention et leurs parents, leurs camarades et leurs professeurs. Spécifiquement, les médicaments font en sorte que les enfants sont plus obéissants envers leurs parents et augmentent leur réceptivité aux différentes interactions sociales. Par conséquent, les parents et les professeurs deviennent moins directifs envers ces enfants, ils les surveillent de moins près, tout en se montrant plus élogieux et plus réceptifs à leur égard. De tels changements font souvent en sorte que les enfants souffrant du trouble de déficit de l'attention deviennent mieux acceptés par leurs camarades.

La réduction des comportements négatifs et agressifs est le premier changement à survenir dans les relations avec les camarades, ce qui semble être une conséquence des stimulants. Il faut également noter que ces médicaments ne font pas que changer directement le comportement des enfants souffrant de ce trouble, mais qu'ils influencent aussi indirectement les comportements des adultes et des autres enfants envers eux. Certaines études ont également démontré que les enfants prenant ces médicaments gagnent de la confiance en eux.

En résumé, plusieurs études démontrent que les médicaments utilisés pour le traitement du TDAH produisent des effets dans plusieurs aspects des comportements des enfants, ce qui se traduit par une amélioration de la sociabilité. Il est moins facile de parler des effets sur l'apprentissage et sur les résultats scolaires, effets qui se limitent surtout à une augmentation de la productivité dans les devoirs, et de façon moins évidente, dans la qualité des résultats. Cependant, les évaluations effectuées lors de tests d'aptitude n'ont pas permis de démontrer qu'il s'ensuivait une meilleure habileté à maîtriser des matières de plus en plus difficiles.

Effets secondaires des médicaments

Effets secondaires courants

En général, les effets secondaires liés aux médicaments sont légers et de courte durée. On constate plus d'effets secondaires pendant la phase où le médicament s'élimine ou s'« efface » que dans la phase où il atteint son effet maximal. En outre, les effets secondaires semblent être plus courants quand les doses sont plus élevées. Les effets secondaires les plus fréquents sont la perte d'appétit et l'insomnie. Parmi les enfants qui sont traités avec des stimulants, moins de 1 % développe des tics et dans 13 % des cas, les médicaments peuvent aggraver des tics déjà existants. Dans la plupart des cas, ces tics s'estompent si on cesse la pharmacothérapie.

Quand des médicaments sont utilisés en l'absence de facteurs de risque apparents et que l'enfant développe des tics qui dérangent vraiment, on peut abaisser la dose pour voir s'ils s'estompent ou même s'ils cessent, ce qui se produit habituellement dans les 10 jours qui suivent. On peut alors reprendre le traitement à une dose plus faible, pour déterminer si l'enfant tolère une dose inférieure sans produire de tics. Si ce n'est pas le cas, le médecin peut prescrire un autre médicament, par exemple un non stimulant.

Il existe un autre effet secondaire courant, associé en particulier à l'utilisation de stimulants à action rapide, et ce sont les sautes d'humeur (irritabilité et mauvaise humeur), que l'on décrit comme une détérioration du comportement se produisant vers la fin de l'après-midi et dans la soirée quand l'enfant a pris des stimulants au cours de la journée. Il s'agit de l'effet rebond de la médication. L'utilisation récente de médicaments à plus longue durée d'action a considérablement réduit l'incidence de cet effet secondaire.

En résumé, la plupart des effets secondaires à court terme varient beaucoup d'une personne à l'autre. Dans plusieurs cas, les effets secondaires diminuent une semaine ou deux après avoir commencé le traitement, et tous ces effets secondaires cessent lorsqu'on arrête la médication. Quand les effets secondaires persistent au-delà d'une semaine ou deux après le début du traitement, en général leur sévérité diminue quand on abaisse légèrement les doses. Sinon, on peut commencer à tester d'autres médicaments stimulants, car les effets secondaires peuvent être liés au médicament utilisé. On a estimé que de 1 % à 3 % des enfants atteints du trouble de déficit de l'attention n'arrivent pas à tolérer les médicaments, quelle que soit la dose, et ils doivent alors être traités avec d'autres types de médicaments. En général, on devrait chercher pour chaque enfant la dose la plus efficace et comportant le moins d'effets secondaires possible.

Dépendance et abus de substance

Les parents sont souvent préoccupés par le risque que l'utilisation à long terme de médicaments puisse entraîner une dépendance à ces médicaments ou l'abus de d'autres drogues quand les enfants seront devenus adolescents. Plusieurs études ont été menées pour déterminer si les enfants traités avec des stimulants risquaient d'abuser de substances illicites à l'adolescence, plus que leurs pairs n'ayant pas reçu de traitement. Les résultats suggèrent qu'il n'y aurait pas plus de danger de toxicomanie liée au traitement. Ces études ont démontré, au contraire, que l'utilisation appropriée de médicaments psychostimulants semble diminuer le risque d'abus d'alcool ou de drogues.

Perte de poids et déficit de croissance

Les médicaments utilisés dans le trouble de déficit de l'attention avec hyperactivité risquent de faire perdre du poids et de réduire la taille de la personne qui le prend, ce qui constitue la préoccupation la plus fréquente des parents. Les études ont démontré qu'il s'agissait là d'un phénomène lié aux doses prescrites, c'est-à-dire que plus elles sont élevées, plus elles ont un effet sur la croissance des enfants et cet effet secondaire survient surtout au cours de la première année de traitement. La perte de poids est en général minime (1 kg ou moins). En outre, il est fréquent que par la suite on observe un rebond dans la croissance, de sorte qu'à l'âge adulte, il n'y a pas de conséquences appréciables sur la taille ou sur le poids de la personne. On croit que les effets sur la croissance sont moindres que la perte d'appétit produite par les stimulants. Par contre, plusieurs études ont conclu que ces médicaments peuvent avoir des effets directs sur les niveaux sanguins d'hormone de croissance. Ainsi, il est important que le médecin traitant surveille périodiquement le poids et la taille des enfants qui reçoivent ces médicaments.

D'autres études indiquent que les enfants atteints du trouble de déficit de l'attention sont parfois un peu plus petits que les autres enfants avant la puberté, mais qu'ils rattrapent leurs camarades durant l'adolescence. De plus, un tel retard de croissance semble associé au trouble lui-même plutôt qu'au traitement médical.

Effets cardiovasculaires de la médication

Plus récemment, on s'est inquiété du fait que les médicaments prescrits pour le trouble de déficit de l'attention pourraient influer sur le rythme cardiaque des enfants, ce qui risquerait de provoquer des syncopes ou même des morts subites. Toutefois, il n'y a aucune preuve concluante à cet effet. Des études récentes ont en effet démontré que les problèmes cardiovasculaires ne sont pas plus fréquents chez les enfants et les adultes qui prennent des psychostimulants que chez ceux qui n'en prennent pas. Toutefois, ces médicaments devraient être utilisés avec précaution chez des enfants ayant des anomalies cardiaques structurelles et congénitales, ou toute autre anomalie du rythme cardiaque, avec une surveillance très serrée et après consultation avec un cardiologue. Pour les enfants à qui l'on ne connaît pas de problèmes cardiaques structurels ou de déficiences du rythme cardiaque, Santé Canada affirme qu'il n'est pas nécessaire de procéder à des examens complémentaires, comme un ECG ou une échographie cardiaque, avant de commencer la médication.

Autres effets secondaires liés à la médication

On s'est récemment inquiété des dommages que l'atomoxétine (*Strattera*™) pouvait provoquer sur le foie. Toutefois, sur plus de deux millions de prescriptions, on n'a rapporté que deux cas de ce problème, chez un enfant et un adulte. Ces deux personnes ont vu leur fonction hépatique revenir complètement à la normale dès qu'elles ont cessé la médication.

À de rares occasions, on a vu des parents s'inquiéter du fait que leur enfant était devenu faible ou déprimé. Bien que cela puisse se produire, on peut penser que dans la majorité des cas, les parents qui se sont habitués à l'hyperactivité de leur enfant ont pu interpréter la réduction de son niveau d'activité comme étant anormale. Les parents devraient toujours discuter de leurs inquiétudes avec leur médecin avant de prendre la décision de réduire la dose ou de cesser la médication.

Tout médicament risque de produire des effets secondaires, y compris les médicaments prescrits pour le traitement du trouble de déficit de l'attention. Dans tout traitement médical, il faut trouver un équilibre entre la possibilité d'effets secondaires et les effets favorables de la médication par rapport à l'ensemble du fonctionnement de l'enfant ou de l'adulte. Pour ce qui est du trouble de déficit de l'attention, le fait de ne pas traiter les symptômes peut conduire à des problèmes plus sérieux par la suite.

On utilise souvent d'autres médicaments en conjonction avec les stimulants et les non stimulants mentionnés précédemment tels la *Clonidine*™, l'*Imipramine*™ et autres antidépresseurs qu'on appelle SSRIs (*Selective Serotonin Reuptake Inhibitors*) ou le *Risperdal*™. On fait appel à ces types de médicaments pour traiter des cas complexes de trouble de déficit de l'attention associés à une comorbidité, comme la dépression ou de graves problèmes de comportement.

Médicaments utilisés chez les enfants d'âge préscolaire

On prescrit rarement des médicaments chez les enfants d'âge préscolaire pour régler les problèmes liés au trouble de déficit de l'attention. À cet âge, on recommande surtout d'encadrer le comportement pour traiter ce type de problèmes. Si cela ne suffit pas à soulager les symptômes, on peut alors prescrire des doses minimes de stimulants à action rapide. Les enfants de cet âge présentent en général plus d'effets secondaires après avoir pris des médicaments psychostimulants. Il est essentiel alors d'effectuer un suivi serré auprès d'un médecin. En général, il est plus difficile d'établir un diagnostic de TDAH et de bien suivre son évolution chez les jeunes enfants que chez les enfants plus âgés, car il existe d'autres problèmes de comportement chez les petits d'âge préscolaire qui ressemblent au trouble du déficit de l'attention avec hyperactivité. Quand on soupçonne qu'un jeune enfant souffre de ce trouble, on recommande de le référer à un spécialiste ou à un pédopsychiatre.

Utilisation des oméga-3 dans le traitement du TDAH

Du fait des craintes suscitées par les risques d'effets secondaires des stimulants, de nombreux parents souhaiteraient que l'on puisse traiter le TDAH dont est atteint leur enfant par des approches plus «naturelles». Malheureusement, la quasi-totalité des approches thérapeutiques non médicamenteuses s'est avérée peu ou pas efficace. À notre connaissance, la seule approche qui ait donné des résultats positifs est l'administration de suppléments d'oméga-3. Cela peut se comprendre du fait que deux des acides gras de type oméga-3 sont particulièrement importants au niveau cérébral. De nombreux travaux chez l'animal et chez l'humain ont démontré que l'acide docosohexaénoïque (DHA) joue un rôle crucial dans la formation du cerveau alors que l'acide eicosopentaénoïque (EPA) joue un rôle important au niveau de la fonction cérébrale.

Les premiers essais thérapeutiques visant à évaluer l'efficacité thérapeutique des oméga-3 dans le traitement du TDAH ont été faits en 2001. Jusqu'à maintenant, neuf études ont été faites à ce sujet. Les résultats de ces études ont clairement démontré que le DHA administré seul n'améliore pas les symptômes du TDAH. Par contre, tous les chercheurs qui ont étudié les effets de l'EPA (généralement associé à du DHA) dans le TDAH ont constaté une amélioration des symptômes de ce trouble chez les enfants traités en comparaison avec des enfants atteints eux aussi d'un TDAH et qui recevaient un placebo. Nous avons nous-mêmes fait une étude d'une durée de 16 semaines chez 37 enfants qui étaient suivis à la Clinique de TDAH du CHU Sainte-Justine. Nous avons observé des bénéfices indéniables chez 8 des 37 enfants (22 %) qui ont participé à l'étude. Des résultats similaires ont été rapportés par des chercheurs australiens et scandinaves qui, après un traitement de 12 à 15 semaines, ont noté une amélioration chez respectivement 25 % et 26 % des enfants avec TDAH qui ont participé à leur étude. Le pourcentage d'enfants chez qui on a noté une amélioration a augmenté à 40 % et 50 % après 24 à 30 semaines de traitement. Aucun effet secondaire significatif n'a été observé dans aucune de ces études. L'administration de EPA représente donc une alternative thérapeutique intéressante mais dont l'efficacité est nettement moindre que les psychostimulants et qui nécessite une période de traitement nettement plus longue (au moins 8 semaines, peut-être même 12 ou plus) avant que l'on puisse conclure si l'EPA a des effets positifs.

CHAPITRE 2

L'évaluation psychologique ou neuropsychologique du TDAH

SARAH LIPPÉ, CATHERINE-MARIE VANASSE

Introduction

Le trouble de déficit de l'attention avec ou sans hyperactivité (TDAH) est une condition neurodéveloppementale complexe, définie par la présence persistante et fréquente de comportements d'inattention ou d'hyperactivité-impulsivité. Trois sous-types de troubles ont été décrits dans le DSM-IV[1], un manuel sur lequel se basent les médecins pour diagnostiquer les troubles mentaux : 1- le trouble déficitaire d'attention/hyperactivité-impulsivité (TDAH), 2- le type d'inattention prédominante (TDA) et 3- le type mixte. Les symptômes apparaissent pendant la petite enfance et les aspects liés à l'attention et à l'impulsivité persistent dans environ 50 % des cas à l'adolescence et à l'âge adulte. Les symptômes doivent être présents dans plusieurs situations, bien qu'il existe une certaine variabilité dans leur sévérité. L'effet du TDAH sur la qualité de vie de l'enfant et de sa famille est majeur, puisqu'il s'agit d'un trouble chronique qui a des répercussions marquées sur l'apprentissage et le fonctionnement social. Par contre, le niveau d'encadrement de l'entourage peut influencer le comportement de l'enfant.

Le trouble de déficit de l'attention a une prévalence élevée (autour de 5 à 7 % chez les garçons et de 2 % chez les filles). Malgré la reconnaissance des trois sous-types du trouble (TDAH, TDA, type mixte), on est frappé par l'hétérogénéité des manifestations cliniques du TDAH chez les enfants. Cette hétérogénéité

---

1. Le DSM-IV (*Diagnostic and Statistical Manual* - Revision 4) est un outil de classification qui représente le résultat actuel des efforts poursuivis depuis une trentaine d'années aux États-Unis pour définir de plus en plus précisément les troubles mentaux. Il a été publié par l'Association américaine de psychiatrie en 1994. Il s'agit de la 4ᵉ version du DSM.

rend difficiles le diagnostic, l'identification des déficits et le choix des méthodes d'intervention.

Dans le présent chapitre, nous poursuivons plusieurs objectifs. D'abord, nous voulons rendre compte de la complexité de ce trouble en décrivant les différentes altérations cognitives et neurodéveloppementales qui y sont liées. Ainsi, nous décrivons les particularités comportementales que nous observons à l'école et à la maison, chez ces enfants, en fonction de ce que nous connaissons de la maturation normale et anormale du cerveau.

Dans la première section, nous décrivons les concepts relatifs au TDAH dans une perspective développementale. Dans la seconde section, nous décrivons l'évaluation neuropsychologique et renseignons le lecteur sur la pertinence d'évaluer les troubles associés au TDAH. Enfin, nous présentons des recommandations sur la base des déficits neuropsychologiques.

Concepts et définitions

Les chercheurs et les cliniciens définissent les domaines de la cognition[2] qui semblent atteints dans le trouble de déficit de l'attention et ils tentent de les comprendre selon le fonctionnement du cerveau. Le trouble de déficit de l'attention se caractérise par des atteintes cognitives qui nuisent aux fonctions attentionnelles et aux fonctions dites « exécutives » qui permettent de réaliser un but ou d'atteindre un objectif. Il s'agit d'un ensemble très hétérogène de processus cognitifs permettant à une personne d'adopter le comportement le mieux adapté au contexte.

L'attention et les fonctions exécutives sont des processus multifactoriels. Les neuropsychologues se sont intéressés au développement normal et pathologique de ces processus. Ils ont défini quelques concepts pour les fragmenter, les étudier et les mesurer.

L'attention

On définit les fonctions attentionnelles comme des fonctions cognitives dont le but vise à sélectionner, parmi différentes stimulations sensorielles, celles qui sont utiles et pertinentes pour réaliser une activité motrice ou mentale (Habib, 1998). Ainsi, ces

---

2. La cognition regroupe les divers processus mentaux allant de l'analyse de l'environnement à la commande (en passant par la mémoire, le raisonnement, les émotions, le langage humain).

fonctions ou mécanismes attentionnels agissent pour modifier la sensibilité de la personne aux renseignements externes ou internes. Par exemple, ces mécanismes permettent de se concentrer sur le discours d'autrui ou de se concentrer sur son propre discours interne, selon ce qui est opportun.

Il existe différentes formes d'attention, notamment :

- *L'alerte* est la capacité à maintenir un état de vigilance et de sensibilité à l'apparition de nouveaux renseignements (p. ex. : être sensible aux pleurs d'un enfant).
- *Le comportement d'orientation* survient lorsque nous alignons nos ressources attentionnelles avec l'information interne ou externe (p. ex. : diriger notre attention sur quelqu'un qui prend la parole).
- *L'attention soutenue* fait référence à cette capacité à maintenir son attention pendant une longue période de temps sans se laisser distraire.
- *L'attention sélective* est une forme d'attention qui implique de choisir ou de filtrer l'information pour en faciliter le traitement. Par exemple, en classe, l'enfant doit filtrer le bruit des camarades de classe ainsi que ses pensées pour être réceptif au discours de l'enseignant. Lorsque ce mécanisme attentionnel est efficace, il permet d'isoler une information prioritaire et en permet le traitement.
- *L'attention divisée* réfère au traitement de plusieurs renseignements à la fois (p. ex. : préparer un repas en écoutant son enfant raconter sa journée). Cette dernière notion implique une gestion des ressources attentionnelles à consacrer à chaque tâche ou à chaque information. Cette gestion requiert la contribution des mécanismes d'autorégulation associés aux fonctions dites « exécutives » qui permettent le contrôle cognitif et comportemental.
- *La mémoire de travail* est un système dynamique qui permet, à court terme, de retenir de nouveaux renseignements, de les transformer et de les manipuler mentalement pour les besoins d'une tâche. Même un très jeune enfant peut retenir un petit nombre de renseignements ; toutefois, l'utilisation de stratégies spécifiques pour maintenir disponible l'information et la manipuler se développe plus tardivement. Ce n'est qu'à partir de 11 ou 12 ans que les enfants possèdent une mémoire de travail comparable à celle des adultes.

Les fonctions exécutives

Les fonctions exécutives font appel à un éventail de capacités cognitives nécessaires pour élaborer et atteindre un but. L'éventail de ces fonctions inclut la maîtrise de soi, l'engagement de l'attention pour effectuer une tâche et l'évaluation du caractère approprié de son comportement pour atteindre son but. Par exemple, pour faire une construction de pièces de Lego®, l'enfant doit définir son projet, observer le matériel dont il dispose, extraire les objets non pertinents et ignorer les distractions de son entourage. Ainsi, il doit diriger et augmenter son attention sur les aspects de son entourage qui sont cohérents avec son but et inhiber les stimuli incohérents.

Les fonctions exécutives comprennent donc:

* *Les capacités de planification:* programmation d'actions à mener.
* *Les capacités d'organisation:* élaboration d'une structure et d'un système pour atteindre des objectifs précis.
* *L'inhibition:* les comportements d'inhibition surviennent pour freiner une réaction prépondérante ou automatique, pour arrêter une réaction que la personne est en train de produire ou pour retenir les renseignements qui interfèrent avec l'action désirée.
* *La flexibilité mentale:* c'est l'habileté à changer d'état mental, la personne devant adopter, pendant un moment, court ou long, une nouvelle façon de traiter l'information et d'y réagir. Il s'agit donc d'inhiber un processus de traitement de l'information et, surtout, d'en adopter un nouveau, tandis que l'inhibition requiert l'arrêt d'un comportement.

Les fonctions exécutives se développent graduellement, de façon concomitante au développement cérébral. En fait, de la deuxième année de vie jusqu'à l'adolescence, le développement cognitif se caractérise surtout par l'installation des fonctions exécutives. Par exemple, la recherche ou l'exploration visuelle organisée n'apparaîtrait que vers l'âge de 7 ans, tandis que les capacités à inhiber les distractions se développeraient rapidement de 7 à 11 ans (Lussier et Flessas, 2005).

L'attention et les fonctions exécutives interviennent dans la quasi-totalité de nos conduites et de nos actions quotidiennes, y compris dans l'apprentissage. Par exemple, préparer un repas requiert une planification et une organisation (prévoir faire les courses, commencer par ce qui est le plus long à cuire, etc.), un contrôle cognitif (être attentif aux différentes étapes, suivre la recette, ne pas se laisser distraire, vérifier ce qui est sur le feu), une mémoire de travail (se souvenir des ingrédients déjà incorporés et ajouter les ingrédients manquants), une pensée abstraite (anticiper l'effet d'une épice sur les autres ingrédients), etc.

Attention, fonctions exécutives et développement

L'attention du nouveau-né

Le nouveau-né démontre déjà une forme d'attention appelée « comportement d'orientation ». Par exemple, lorsqu'un hochet émet un son, le mouvement de la tête du bébé vers l'objet permet à la vision de contribuer et d'améliorer la perception auditive. Le comportement d'orientation permet ainsi une meilleure réception sensorielle de l'information externe. Par ailleurs, le nouveau-né est limité par le développement encore incomplet de ses systèmes sensoriels. Le développement du cortex cérébral permet au bébé de s'intéresser à des stimuli perceptifs de plus en plus complexes.

Pendant les 18 premiers mois de vie, les capacités attentionnelles sélectives et soutenues progressent énormément. L'attention soutenue implique un élan de la personne vers des stimuli internes ou externes pour améliorer le traitement de l'information. Lorsqu'on présente un nouvel objet au bébé, il effectue initialement un comportement d'orientation, puis il s'engage pendant quelques secondes à traiter cet objet (environ 10 secondes à l'âge de 3 mois ; attention soutenue), jusqu'à ce que les caractéristiques de l'objet lui deviennent familières.

En fait, pendant les deux premiers mois de vie, nous observons une augmentation de la durée de fixité du regard sur un objet. Cependant, entre 2 et 6 mois, la durée de fixation sur un objet simple décline. À partir de cette période, les comportements d'orientation et d'attention soutenue ne surviennent plus lors de la présentation répétée d'un objet devenu familier, mais réapparaissent lors de la présentation de nouveaux objets. Ainsi, les chercheurs observent qu'entre 3 et 18 mois, la durée des comportements d'attention soutenue augmente pour les stimuli intéressants.

Par ailleurs, il existe des différences individuelles dans la capacité attentionnelle des enfants. Les résultats de certaines études révèlent que ces différences demeurent dans le temps chez un même enfant (p. ex. 6 mois et 12 mois) et qu'elles se manifestent dans plusieurs contextes à un âge donné. Par exemple, un enfant de six mois qui démontre moins de comportements attentionnels, comparativement à ses semblables, présente le même décalage à 12 mois et on observe ses faiblesses à la maison, à la garderie et lors des sorties.

L'apparition des premiers comportements attentionnels semble suivre le cours du développement cérébral. Plus spécifiquement, l'apparition de ces capacités cognitives concorde avec le développement de systèmes de neurotransmetteurs et de régions du tronc cérébral qui modulent la sensibilité et l'excitabilité du cortex.

De la deuxième année de vie à l'adolescence

On observe les comportements attentionnels chez les bébés bien avant la fin de la première année. Toutefois, il est plus difficile de décrire la capacité de l'enfant à moduler intentionnellement son attention. Certains chercheurs se sont donc intéressés à la capacité de l'enfant à mobiliser de façon anticipée son attention. Leurs résultats suggèrent qu'un bébé se développant normalement peut anticiper l'apparition d'un objet dès l'âge de 4 mois. Cependant, lorsqu'il doit se référer à un contexte précédemment appris pour anticiper l'apparition de cet objet, les comportements d'anticipation ne sont consistants que vers l'âge de 2 ans. Cela constituerait une forme rudimentaire de fonctions exécutives. En effet, certains chercheurs émettent l'hypothèse selon laquelle les comportements d'anticipation chez les bébés de 7 à 9 mois seraient liés à la présence de comportements d'autorégulation lors de la présentation de stimuli qui engendrent la peur. Ainsi, les capacités d'attention et les fonctions exécutives du très jeune enfant seraient liées à sa capacité à démontrer une meilleure régulation de ses émotions et de ses comportements.

Substrats neuroanatomiques

À l'aide des nouvelles techniques d'imagerie cérébrale et grâce au raffinement des épreuves cognitives, les chercheurs ont identifié des circuits neuronaux associés à ces fonctions cognitives que sont l'attention et les fonctions exécutives. Par exemple, lorsqu'un individu doit être alerte, il active des régions postérieures de ses deux hémisphères cérébraux, des régions antérieures droites du cerveau et certaines régions sous-corticales. Lorsque les mécanismes nécessaires aux fonctions exécutives sont

TABLEAU 1

Évolution des comportements selon l'âge

Comportement	Description et âges d'apparition
Comportement d'orientation	Présent chez le nouveau-né. Orientation vers des stimuli plus complexes selon le développement des systèmes sensoriels.
Attention sélective et soutenue	Capacité d'engagement vers un stimulus précis pendant quelques secondes dès les premiers mois. La durée de l'engagement augmente avec l'âge lorsque la complexité du stimulus est adaptée à l'âge (de simple à complexe).
Autorégulation/ Fonctions exécutives	Se développent jusqu'à l'adolescence.
Recherche organisée	Présente en moyenne vers l'âge de 7 ans.
Inhibition des distractions	Augmente de façon importante entre 7 et 11 ans.
Mémoire de travail - composante «passive»	Dès les premières années de vie, l'enfant peut retenir un petit nombre d'informations.
- composante «active»	Les stratégies cognitives pour manipuler l'information apparaissent plus tardivement. Ce n'est qu'à 12 ans que les performances sont équivalentes aux adultes pour des informations adaptées à l'âge.

requis, la personne fait plutôt appel aux régions très antérieures du cerveau ainsi qu'à certains noyaux sous-corticaux (noyaux gris centraux). Quant aux régions situées à l'avant du cerveau, comme le cortex préfrontal et la région cingulaire antérieure, elles semblent impliquées dans les comportements d'inhibition, de flexibilité dans l'engagement/désengagement de l'attention et dans la coordination des actions afin d'accomplir un but. Ces régions cérébrales se développent d'ailleurs tardivement, jusqu'à l'adolescence.

Les chercheurs ont également démontré l'implication de neurotransmetteurs[3] comme la norépinéphrine, dans le comportement d'alerte et la dopamine dans les mécanismes qui sont à la base des fonctions exécutives.

---

3. Les neurotransmetteurs sont des produits chimiques libérés par les neurones (cellules du cerveau) qui permettent la transmission de l'information dans le cerveau.

Outre les liens neuroanatomiques entre les fonctions cognitives et le cerveau, les chercheurs s'intéressent de plus en plus au caractère héréditaire de ces traits et à leur génotype (bagage héréditaire de tout individu). Ces recherches en sont encore à leurs débuts. Toutefois, certains auteurs suggèrent (Fan et al, 2001) que les mécanismes des fonctions exécutives seraient plus influencés par des facteurs héréditaires, c'est-à-dire qu'ils seraient plus semblables chez des individus qui partagent les mêmes gènes et le même environnement (p. ex. des jumeaux) que les mécanismes d'alerte, qui seraient plus uniformes dans la population. Ces recherches sont très importantes pour comprendre le trouble de déficit de l'attention et espérer en améliorer le traitement.

Les déficits de l'attention chez les enfants : modèle de Russell A. Barkley

FIGURE 1
Fonctions exécutives

Quatre fonctions exécutives	
Mémoire de travail : maintenir disponibles les événements en tête	Langage intériorisé : création et/ou application des règles
Autorégulation : des affects, de l'éveil, de la motivation	Reconstitution : synthèse pour construire une réponse adaptée

Comportements adaptés aux contextes et aux objectifs

Dans les années 1980 et 1990, certains auteurs ont proposé des modèles théoriques pour mieux comprendre les déficits d'attention chez les enfants. Russell A. Barkley a proposé un modèle qui a été raffiné depuis, mais qu'on utilise encore pour comprendre le trouble de déficit de l'attention, avec ou sans hyperactivité. L'auteur a voulu inclure dans son modèle plusieurs de ses observations faites au fil des ans et qui expliquent l'hétérogénéité des symptômes du TDAH. Ce modèle intègre les difficultés d'autorégulation et les déficits exécutifs très souvent présents chez les enfants qui souffrent d'un déficit d'attention et il explique comment ces déficits s'imbriquent aux autres difficultés cognitives et comportementales.

Barkley place le comportement d'inhibition au centre de son modèle. Rappelons que les comportements d'inhibition surviennent pour freiner une réaction prépondérante ou automatique, pour arrêter une réaction que la personne est en train d'avoir ou pour vérifier les renseignements qui peuvent interférer avec l'action désirée. Selon le modèle proposé par Barkley, le comportement d'inhibition module l'efficacité de quatre fonctions exécutives, soit la mémoire de travail, l'autorégulation des affects/motivations/éveil, le langage intériorisé et la reconstitution. Ces dernières ont à leur tour un effet direct et causal sur les comportements finaux que nous observons dans la vie quotidienne.

Ainsi, dans son modèle, la mémoire de travail permet de garder à l'esprit des événements, de les modifier et de les imiter. Elle permet aussi d'offrir une notion temporelle à la personne et, donc, d'anticiper et de planifier en fonction des renseignements précédents. Par conséquent, le déficit de l'inhibition de l'enfant souffrant d'un déficit d'attention engendrerait un dysfonctionnement de la mémoire de travail qui pourrait se manifester par divers troubles, comme la difficulté de faire des projets d'avenir, de modifier ses comportements par rapport aux conséquences à long terme plutôt qu'à court terme et d'être plus influencé par le contexte que par ses propres représentations internes.

L'autorégulation des affects/motivations/éveil impliquerait la maîtrise émotionnelle et la considération des perspectives objectives/sociales. Il s'agirait de l'autorégulation de l'éveil et de la motivation nécessaire pour accomplir l'action désirée. Selon Barkley, un déficit de l'inhibition pourrait engendrer des difficultés de l'autorégulation, qui se manifesteraient par une plus grande réactivité émotionnelle, peu d'anticipations des réactions émotionnelles futures et moins de capacités à réguler ses motivations envers un but à long terme.

Le langage intériorisé serait un moyen d'introduire des règles et de se questionner, et il permettrait en quelque sorte le jugement moral. Il serait donc plus difficile pour l'enfant souffrant de ce trouble de déficit d'attention d'agir selon des règles, de les utiliser pour résoudre un problème et de s'en créer pour réaliser une tâche.

Enfin, la reconstitution serait le résultat de l'analyse et de la synthèse des comportements et du langage d'autrui pour déterminer ses propres réactions, ses propres réponses. Chez les enfants souffrant d'un déficit d'attention, on remarquerait des réactions moins élaborées, moins précises et moins pertinentes aux actions qu'ils désirent effectuer.

Le modèle de Barkley tente donc d'expliquer à partir d'un déficit principal, le déficit de l'inhibition, les dysfonctionnements des enfants souffrant d'un trouble de déficit de l'attention *avec* hyperactivité. Ce même déficit expliquerait aussi le trouble de déficit de l'attention *sans* hyperactivité. En fait, selon Barkley, c'est encore ce trouble de l'inhibition qui altérerait l'autorégulation et qui inciterait l'enfant souffrant de ce trouble à démontrer peu de persévérance dans l'action. On observerait donc chez ces enfants les limites de leur concentration, leur distraction et leurs difficultés à s'engager dans une tâche qui dure un certain temps.

Encore récemment, des auteurs (Wodka et al, 2007) ont soutenu la théorie de Barkley par leurs études sur les capacités d'inhibition dans différents paradigmes : un paradigme moteur simple, un paradigme plus complexe qui nécessite l'utilisation de la mémoire de travail et un paradigme qui inclut une récompense. Leurs résultats suggèrent que les enfants souffrant d'un déficit d'attention démontrent un déficit de l'inhibition dans ces trois conditions, comparativement aux autres enfants du même âge. Ainsi, le trouble de l'inhibition serait au cœur des déficits de l'enfant souffrant d'un déficit d'attention et les difficultés ne semblent pas dépendre vraiment de la motivation ou de la complexité de la tâche.

Trouble de déficit de l'attention et troubles d'apprentissage

L'attention et les fonctions exécutives, particulièrement la mémoire de travail, sont évidemment très importantes pour apprendre. Il est par conséquent peu surprenant que de 20 à 25 % des enfants qui souffrent d'un déficit d'attention présentent également un trouble d'apprentissage (Pliszka, 2000). Un enfant éprouve un trouble d'apprentissage lorsque ses habiletés en mathématiques, en lecture ou en écriture sont significativement inférieures aux habiletés des enfants du même âge, du même niveau scolaire et du même niveau intellectuel. Certaines difficultés peuvent émerger à l'âge préscolaire (apprentissage des couleurs, de l'alphabet, des notions spatio-temporelles, comme « en dessous » ou « au-dessus ») et, dès lors, nuire aux capacités d'apprentissage. Lorsque les troubles d'apprentissage ne sont pas identifiés tôt dans le développement, nous observons souvent un effet boule de neige à l'adolescence qui se manifeste par des difficultés scolaires très marquées, une faible estime de soi et, parfois, des troubles de comportement et du décrochage scolaire. Il est donc primordial d'identifier le plus tôt possible, dans le cheminement scolaire de l'enfant, les troubles d'apprentissage associés au trouble de déficit de l'attention.

On associe fréquemment la dyslexie, ce trouble développemental d'apprentissage de la lecture, au trouble du déficit d'attention (de 10 % à 50 %). Les causes de la dyslexie ne sont pas encore très claires, mais pour tenter de rendre compte de ce trouble, on a suggéré des déficits perceptifs, des déficits de la mémoire, du langage ou de l'attention visuelle. Classiquement, les évaluations neuropsychologiques des enfants qui présentent à la fois un trouble de la lecture et un trouble de l'attention démontrent une atteinte considérable de la mémoire de travail, du traitement de la phonologie et de la dénomination rapide de mots, comparativement aux enfants qui ne présentent qu'un trouble de déficit de l'attention. Ces enfants vivent de grandes difficultés scolaires puisqu'on observe un effet cumulatif des déficits liés à ces deux troubles (déficit de l'attention et des fonctions exécutives, déficit de nature phonologique/linguistique).

En outre, le trouble de déficit de l'attention peut aussi être associé à un trouble du langage (dysphasie) ou à des troubles du développement moteur (dyspraxie). En pratique clinique et dans la documentation, on aborde moins souvent la présence de troubles moteurs chez l'enfant qui souffre déjà du déficit d'attention. L'hyperkinésie de ces enfants masque parfois les difficultés. Toutefois, les enfants souffrant du déficit de l'attention présentent souvent (60 %) des difficultés de coordination motrice (Kadesjo, 2001). Par exemple, alors qu'ils effectuent avec une relative exactitude et une vitesse adéquate une répétition de mouvements coordonnés simples, des difficultés surviennent lorsqu'ils doivent exécuter une séquence complexe de mouvements.

Quand et pourquoi consulter un neuropsychologue ?

Distinction entre psychologue et neuropsychologue

La formation et les compétences du neuropsychologue et du psychologue diffèrent. Le neuropsychologue a une connaissance approfondie des fonctions cognitives, de leur développement et de leurs substrats neuroanatomiques. Il s'intéresse aussi aux interactions et à l'effet du fonctionnement cognitif sur les émotions, le comportement et l'apprentissage. Quant au psychologue, il possède une meilleure compétence des modalités d'interventions thérapeutiques dans le cas de souffrances psychologiques ou de psychopathologies associées.

Les objectifs et la pertinence de l'évaluation neuropsychologique

Une évaluation en neuropsychologie peut atteindre plusieurs objectifs. D'abord, on peut l'effectuer à des fins diagnostiques, en collaboration avec un médecin (voir le chapitre sur le diagnostic). On peut la faire à la suite du diagnostic ou à tout moment de la vie de l'enfant ou de l'adulte afin de préciser la sévérité, la nature et les répercussions des déficits, ainsi que les forces cognitives qui pourraient être exploitées. Le neuropsychologue peut alors formuler des recommandations adaptées au profil de l'enfant. De plus, en reconnaissant ce trouble et en faisant en sorte que l'enfant et les parents comprennent bien les déficits en question, on contribue à améliorer le traitement, le pronostic et la qualité de vie des gens qui en sont atteints.

L'hétérogénéité des symptômes du trouble de déficit de l'attention rend très pertinente l'évaluation neuropsychologique. Les différents types de troubles décrits dans le DSM-IV représentent une partie de cette hétérogénéité. Bien que les capacités d'autorégulation soient insuffisantes ou dysfonctionnelles chez plusieurs enfants, on constate diverses répercussions sur les autres fonctions cognitives, le comportement et les apprentissages. Par exemple, sur le plan du comportement, les enfants souffrant d'un trouble de l'attention *sans* hyperactivité ne peuvent se concentrer longtemps sur une tâche (attention soutenue et sélective), même lorsqu'il y a peu d'éléments de distraction dans leur entourage. Ces enfants vivent parfois de grandes difficultés scolaires qui s'installent insidieusement, c'est-à-dire sans qu'on s'en aperçoive au début, puisqu'ils se comportent et fonctionnent souvent en classe de façon relativement adéquate.

En revanche, les enfants qui souffrent de ce trouble *avec* hyperactivité démontrent aussi des difficultés d'attention soutenue et des troubles de l'autorégulation engendrant des difficultés cognitives qui, à leur tour, entravent l'apprentissage, la qualité des comportements sociaux et le fonctionnement en classe.

L'hétérogénéité de ce trouble chez les enfants provient également des stratégies compensatoires qui se développent avec la maturation cérébrale et l'expérience de l'enfant dans son milieu.

Ces stratégies compensatoires sont des astuces développées par l'enfant pour apprendre malgré ses difficultés ou pour les cacher. Ces comportements sont parfois sous-tendus par une certaine souffrance psychologique. Ainsi, il n'est pas rare de constater que les enfants évitent les tâches rendues difficiles par leurs habiletés déficitaires. L'évaluation neuropsychologique permet de révéler ces stratégies pour favoriser les comportements adaptés et diminuer les comportements inadaptés.

La complexité et l'hétérogénéité du trouble proviennent aussi de la comorbidité avec d'autres pathologies, présente dans 80 % des cas (Barkley et Murphy, 1998). Un autre chapitre du présent ouvrage traite de ces comorbidités. Cependant, il importe de souligner l'importance d'interpréter les résultats de l'évaluation sous l'angle neuropsychologique, puisque ces pathologies neuro-psychiatriques et neurologiques (p. ex. syndrome Gilles de la Tourette, trouble des conduites, épilepsie) influent sur les résultats de certaines épreuves cognitives. Par exemple, les enfants qui présentent un syndrome de Gilles de la Tourette ou un trouble des conduites éprouvent eux aussi souvent des difficultés dans les épreuves mesurant les fonctions exécutives. On remarque d'ailleurs un effet additif des deux syndromes. Les enfants qui présentent à la fois un syndrome de Gilles de la Tourette et un trouble de l'attention avec hyperactivité[4] démontrent plus de dysfonctions exécutives et plus de comportements agressifs et délinquants que les enfants qui présentent seulement un syndrome de la Tourette. L'interprétation du spécialiste permet d'éclaircir le profil de l'enfant.

Outre son apport dans la clarification du TDAH, de ses déficits et de ses répercussions, l'évaluation neuropsychologique est particulièrement pertinente pour favoriser une meilleure adaptation à l'école, puisqu'elle permet au clinicien de voir si l'enfant présente aussi des troubles d'apprentissage qui nécessitent des recommandations et une prise en charge spécifiques.

L'évaluation neuropsychologique

Cueillette de renseignements

L'évaluation neuropsychologique commence par une entrevue détaillée qui permet de recueillir des renseignements concernant l'âge des premières manifestations des symptômes, la nature de

---

4. On estime qu'entre 35 et 90 % des SGT présente également un TDAH.

ces symptômes et l'étendue de leurs effets. Le neuropsychologue pose des questions sur les antécédents familiaux, la période prénatale et celle qui entoure la naissance, de même que sur le développement cognitif et comportemental de l'enfant. Il porte attention à la progression des premiers apprentissages, à la possibilité d'atteintes cérébrales et aux souffrances psychologiques de l'enfant. L'exactitude de ces renseignements permet au neuropsychologue d'approfondir son évaluation, de raffiner son interprétation et, s'il le juge nécessaire, de référer l'enfant à un autre spécialiste de la santé.

Le neuropsychologue poursuit sa cueillette de renseignements grâce à des questionnaires que remplissent non seulement les parents, mais également les intervenants de différents milieux. Ce processus permet notamment de s'assurer que les comportements symptomatiques sont présents quotidiennement et lors de différentes situations. Ces questionnaires permettent aussi de recueillir des observations longitudinales. Le questionnaire le plus utilisé est sans doute le *Conners' Rating Scale*. On le trouve en trois versions : parents, enseignants et auto-évaluation (adolescent). Cette échelle offre des index des symptômes du TDAH relatifs à la classification du DSM-IV, ainsi que des sous-échelles mesurant les troubles oppositionnels, les troubles cognitifs, l'hyperactivité, l'anxiété, le niveau de comportements perfectionnistes et la présence de problèmes sociaux. Le *SNAP-IV-C Rating Scale* est une échelle similaire. Les questions sont également construites en fonction des symptômes du DSM-IV. Certains éléments ciblent des troubles associés (trouble de la conduite, syndrome Gilles de la Tourette, trouble obsessif-compulsif) et permettent donc d'identifier également des troubles comorbides chez les enfants.

Évaluation quantitative

Rendement intellectuel : le neuropsychologue utilise traditionnellement les échelles d'intelligence pour évaluer le niveau global de l'enfant et surtout pour mesurer grossièrement ses forces et ses faiblesses cognitives. Les psychologues et les neuropsychologues utilisent souvent les *échelles de Wechsler* qui consistent en un ensemble de sous-épreuves requérant diverses habiletés cognitives. On regroupe ces sous-épreuves pour obtenir une mesure valide de quatre domaines de la cognition : la compréhension verbale, le raisonnement perceptif, la mémoire de travail et la vitesse de traitement de l'information. Classiquement, les enfants souffrant d'un trouble de déficit de l'attention démontrent des faiblesses marquées dans les épreuves nécessitant la mémoire de travail et la vitesse de traitement de l'information, avec une relative préservation des fonctions de la compréhension verbale et du raisonnement perceptif. Chez ces enfants, la cognition n'est donc atteinte que dans des domaines spécifiques. Toutefois, leurs faiblesses d'attention et des fonctions exécutives peuvent aussi influencer leurs résultats dans d'autres sous-épreuves.

Le neuropsychologue possède les connaissances nécessaires pour interpréter les résultats de l'échelle d'intelligence globale, ainsi que les forces et les faiblesses de l'enfant. D'ores et déjà, le rendement de l'enfant dans cette échelle intellectuelle peut indiquer des déficits, leur nature et leur étendue. À la suite de ces premiers résultats, le neuropsychologue approfondit l'évaluation de certains domaines cognitifs qui semblent atteints et d'autres qui permettront de compenser les déficits.

Attention et fonctions exécutives : on évalue ensuite les processus liés à l'attention et aux fonctions exécutives en utilisant plusieurs modalités sensorielles (visuelle et auditive), car le trouble de déficit de l'attention existe souvent en comorbidité avec des troubles de l'audition, de la parole et du langage ou des troubles visuomoteurs qui peuvent biaiser les résultats. On évalue souvent l'attention sélective et soutenue à l'aide d'épreuves de repérage de cibles. Les épreuves les plus simples servent à mesurer la vitesse de traitement de l'information, qui est parfois ralentie chez les enfants TDA et TDAH. Par exemple, quand l'enfant démontre en classe une difficulté à traiter rapidement l'information, les explications de l'enseignant provoquent chez lui une surcharge d'informations, ce qui risque de lui faire perdre le fil.

Dans ce trouble, la mémoire de travail est certainement l'une des fonctions le plus souvent atteintes et il existe une variété d'épreuves pour la mesurer. Classiquement, les enfants démontrent une grande faiblesse au sous-test de l'échelle intellectuelle intitulé *Empan de chiffres*, puisque cette épreuve sollicite une mémoire tampon d'éléments sans signification qu'ils doivent garder à l'esprit dans un ordre précis. Ces enfants démontrent souvent davantage de difficultés dans la section de cette même épreuve où ils doivent modifier l'ordre des éléments selon une consigne stricte. Ils ont souvent beaucoup de difficulté à modifier mentalement de l'information.

Ces enfants démontrent également des résultats particulièrement faibles aux épreuves d'inhibition et de flexibilité mentale, puisque ces fonctions seraient au cœur de leurs symptômes. Les épreuves classiques sont les tests de *Go/No-Go*, qui exigent de retenir une réaction en inhibant un comportement automatique ou automatisé, selon une contrainte précise.

On constate souvent qu'ils ont de faibles capacités d'organisation (ranger leurs effets personnels dans leur pupitre), de planification (prévoir le moment de la matinée où ils rangeront leur pupitre) et de création et de mise en œuvre d'une stratégie pour réaliser un objectif (placer dans le pupitre d'abord les morceaux volumineux et ensuite les plus petits).

Le neuropsychologue mesure ces habiletés grâce à des épreuves plus écologiques qui sollicitent plusieurs fonctions cognitives. Il doit effectuer une observation détaillée pour analyser ces dysfonctions. Toutefois, il utilise aussi les observations des parents et des intervenants en leur faisant répondre à des questionnaires qui lui permettent de confronter ses résultats avec les comportements de l'enfant dans la vie quotidienne (*Behavioral Rating Inventory of Executive Functions*).

Mémoire : les fonctions attentionnelles et exécutives sont requises dans plusieurs processus cognitifs. D'ailleurs, bien des personnes se plaignent de difficultés de mémoire lorsque leurs capacités attentionnelles sont atteintes. En effet, quand la mémoire est sollicitée, elle interagit étroitement avec les processus attentionnels et exécutifs. L'enfant qui apprend doit aligner son attention sur les éléments pertinents, en inhibant les distractions ; il doit garder à l'esprit l'information nouvelle et utiliser une stratégie pour bien la retenir. De plus, lorsqu'il veut rappeler cette information, il doit récupérer précisément ce qui est pertinent, sans confondre un élément avec d'autres, similaires.

Les processus d'apprentissage et de mémorisation sont donc complexes et il n'est pas surprenant que les troubles d'attention et des fonctions exécutives en diminuent l'efficacité. Ainsi, des lacunes dans la mémoire de travail engendrent des difficultés à mémoriser plusieurs renseignements dans un court laps de temps, d'où l'importance de présenter à l'enfant peu de renseignements à la fois pour permettre l'encodage. On s'aperçoit également que les enfants souffrant du déficit de l'attention n'adoptent pas des stratégies d'apprentissage optimales, notamment parce qu'ils peinent à organiser et à catégoriser efficacement l'information à retenir (faiblesses de nature exécutive). En contrepartie, ils garderaient intacts le maintien à long terme des renseignements (la consolidation) d'une part et la mémoire ne requérant pas de récupération consciente d'autre part.

Les recommandations

FIGURE 2

Indiquer les limites

Introduire une pause, un temps d'arrêt
Trouble de l'inhibition

> Donner souvent de la rétroaction. Donner des récompenses immédiates aux comportements. Donner peu d'information à la fois.
> *Trouble de la mémoire de travail : maintenir disponibles les événements en tête.*
>
> Encadrer. Réduire les distractions. Rendre ludique.
> *Autorégulation des affects, de la veille, de la motivation.*
>
> Donner des outils pour planifier et organiser.
> *Langage intériorisé : création et/ou application des règles.*
>
> Rappeler le contexte de la demande. Rappeler l'information désirée et vérifier sa logique dans le contexte de la demande.
> *Reconstitution : synthèse pour construire une réponse adaptée.*

Comportements adaptés aux contextes et aux objectifs

Il existe de nombreuses recommandations concrètes pour faciliter l'apprentissage chez les enfants souffrant d'un déficit de l'attention et elles feront l'objet d'un chapitre dans le présent ouvrage. Toutefois, il est primordial de formuler des recommandations adaptées au profil cognitif, comportemental et émotif de ces enfants.

Un diagnostic et une évaluation neuropsychologique ont pour bénéfice direct de permettre aux parents, aux intervenants et à l'enfant lui-même de reconnaître ses forces et ses faiblesses. Le parent qui comprend mieux son enfant peut s'en rapprocher en tant que personne éprouvant des difficultés. Les mesures des résultats cognitifs de l'enfant montrent que ces derniers ne sont pas influencés par la motivation, ce qui exclut la possibilité que cet enjeu fasse partie de la genèse des déficits. Le fait d'accepter et de comprendre les troubles est bénéfique à l'enfant, pour qui les difficultés d'autorégulation minent le quotidien à la maison, à l'école et dans ses relations avec ses semblables. L'enfant chez qui les autres reconnaissent les troubles peut mieux se structurer. Dans le meilleur des cas, cette étape permet de démystifier les déficits et de prévoir un travail de rééducation qui engage l'entourage et, à certaines étapes, l'enfant lui-même, afin de favoriser chez lui une douce responsabilisation de son devenir.

Sur le plan cognitif, les recommandations doivent être en parfaite concordance avec l'évaluation neuropsychologique. Nous avons montré que la cause principale des déficits d'attention proviendrait des difficultés d'inhibition et d'autorégulation. Ainsi, le thème majeur de la prise en charge des enfants souffrant du déficit d'attention consiste à faciliter chez eux l'inhibition. En premier lieu, on peut améliorer l'autorégulation en maîtrisant le cadre de vie et l'environnement de l'enfant, en classe comme à la maison. Maîtriser le cadre de vie signifie diminuer la présence de distractions. Pour les devoirs, on réduit au maximum le matériel qui risquerait d'interférer avec les connaissances à acquérir, puisque les enfants souffrant du déficit de l'attention tendent à confondre les divers renseignements qu'ils reçoivent. De même, lors des examens, ces enfants sont plus facilement confondus par les choix de réponses, puisque ceux-ci créent de l'interférence et que ces enfants sont parfois plus influencés par le contexte immédiat que par leurs représentations internes.

L'enfant TDAH a de la difficulté à planifier, à organiser et à trouver des stratégies pour apprendre et pour récupérer l'information récemment apprise. Il faut donc lui proposer un cadre, lui donner des consignes simples et l'aider à trouver une stratégie d'apprentissage efficace. Les meilleures stratégies consistent sans doute à rattacher les nouvelles connaissances à ce qu'il connaît déjà et à une représentation logique qu'il comprend. On peut l'aider à organiser mentalement l'information en installant une routine spécifique pour chaque matière scolaire (cahier et crayon d'une même couleur pour une matière donnée), ce qui aide à retrouver l'information. Les parents et les intervenants peuvent jouer un rôle clé dans l'adaptation quotidienne de recommandations pour qu'elles soient en harmonie avec le profil de l'enfant.

Avec le temps, le profil des forces et des faiblesses change. La maturation de l'enfant est un facteur qui favorise une meilleure adaptation à son milieu. Toutefois, elle peut être particulièrement majorée par une rééducation et un traitement pharmacologique approprié. Par ailleurs, la rééducation individuelle est plus adaptée à ces enfants, puisque la situation de groupe augmente souvent les manifestations des symptômes. On devrait périodiquement réviser les stratégies élaborées pour aider l'enfant, si on veut lui permettre de se développer et de s'actualiser pleinement.

Conclusion

L'enfant qui souffre du trouble de déficit de l'attention a des caractéristiques cognitives spécifiques qui peuvent avoir des répercussions sur son apprentissage, sa vie sociale et familiale et, enfin, sur son estime de soi et son état psychologique. Ce trouble est complexe et hétérogène, ce qui rend très pertinente l'évaluation neuropsychologique, car elle permet de mieux définir le profil cognitif et comportemental de l'enfant et, ainsi, d'adapter les activités de rééducation et l'encadrement quotidien. La compréhension et l'acceptation du TDAH sont des facteurs clés pour un pronostic favorable. Les parents de ces enfants ne devraient pas hésiter à demander de l'aide de différents intervenants pour favoriser le développement de leur enfant et l'harmonie de leur vie familiale.

Références

BARKLEY RA. (1997). « Behavioral Inhibition, Sustained Attention, and Executive Functions : Constructing a unifying theory of ADHD ». *Psychological Bulletin.* 121 (1), 65-94.

FAN J., Wu Y., FOSSELLA JA., POSNER MI. (2001). « Assessing the Heritability of Attentional Networks ». *BMC Neurosci.* 2 : 14.

PLISZKA SR. (2000). « Patterns of Psychiatric Comorbidity with Attention-Deficit/Hyperactivity Disorder ». *Child Adolesc Psychiatr Clin N Am.* 9 (3), 525-540.

WODKA EL., MAHONE EM., BLANKNER JG., LARSON JC., FOTEDAR S., DENCKLA MB., MOSTOFSKY SH. (2007). « Evidence that Response Inhibition Is a Primary Deficit in ADHD ». *J Clin Exp Neuropsychol.* 29 (4) : 345-56.

CHAPITRE 3

Comment le trouble de déficit de l'attention influence la vie d'un enfant

Hélène Pâquet

Le déficit d'attention peut influer sur tous les aspects de la vie d'un enfant. En fait, les conséquences de ce trouble se font sentir non seulement sur l'enfant, mais aussi sur ses parents, sur sa fratrie et, finalement, sur l'ensemble de la société. Les effets négatifs du trouble varient en intensité avec le temps et le traitement.

L'incidence de ce trouble dans la vie d'un enfant peut avoir des répercussions dans les quatre domaines de son développement : physique, émotif, social et scolaire.

Au plan physique

Quand on ne traite pas un enfant souffrant de ce trouble, qu'il soit inattentif, hyperactif ou impulsif, il devient plus vulnérable aux accidents. Pendant leur enfance, ces enfants risquent plus de subir des blessures lors d'accidents impliquant des piétons ou des cyclistes, d'être polytraumatisés et de subir des traumatismes sévères, incluant des traumatismes crâniens.

Les adolescents atteints d'un TDAH et qui ne sont pas traités risquent de se blesser sérieusement quatre fois plus que leurs camarades. La conduite automobile pose un problème de taille, car ils commettent plus d'infractions au Code de la route (surtout des excès de vitesse) et ils sont plus souvent impliqués dans des accidents de voiture comme conducteurs fautifs (incluant des accidents mortels).

Les problèmes de sommeil sont aussi plus fréquents chez les enfants souffrant de ce mal. On estime que dans la population générale, 11 % des enfants de 4 à 12 ans se plaignent de problèmes de sommeil. En clinique, de 25 % à 50 % des enfants du même âge atteints du trouble de déficit de l'attention ont des difficultés à s'endormir, à trouver un sommeil calme et réparateur. Une faible qualité de sommeil ou un manque de sommeil modifie le comportement et affaiblit la maîtrise des émotions et les facultés reliées aux fonctions exécutives (attention, mémoire de travail), ce qui entraîne des comportements négatifs chez l'enfant et des répercussions sur tous ceux qui l'entourent.

Le trouble de déficit de l'attention a aussi une influence sur la sexualité des adolescents. Ils sont actifs sexuellement plus jeunes (15 ans contre 16 ans habituellement). Ils ont plus de partenaires (19 contre 7). Les adolescentes ont plus de grossesses non planifiées (23 % contre 8 %). De façon générale, ces jeunes sont plus fréquemment atteints de maladies transmissibles sexuellement (17 % contre 4 %) et porteurs du virus du sida (54 % contre 21 %).

L'adolescent non traité et ayant une comorbidité de troubles de conduite risque plus de développer une toxicomanie. S'il est traité, ce risque est le même que chez tous les adolescents du même milieu socio-économique. Il en est de même pour les adultes souffrant d'un TDAH : ils risquent plus d'abuser de substances illicites et d'alcool, beaucoup plus que les membres de la population adulte en général.

Au plan émotif

L'accumulation d'expériences négatives peut avoir un effet sur l'estime de soi de l'enfant atteint du trouble de déficit de l'attention. Des années de relations négatives, d'isolement et de rejet social sont dévastatrices pour un enfant qui se développe. L'enfant vit avec le jugement de ses compagnons et se voit avec leurs yeux.

Ces enfants, souvent peu populaires auprès de leurs pairs, vivent beaucoup de frustrations et ont souvent de la difficulté à maîtriser leurs émotions. Ils vivent avec autant d'intensité leurs accès de colère ou de joie que les autres aspects de leur vie. Les enfants présentant un TDAH semblent moins bien décoder les signaux non verbaux en société et ils réagissent plus agressivement que les autres enfants. Ils dominent difficilement leurs émotions et ils sont sujets aux sautes d'humeur. En comparaison avec les autres enfants qui ne sont pas atteints de ce trouble, ils risquent plus de souffrir de dépression (18 %), d'anxiété (26 %), de dépression majeure (27 % à 20 ans) ou de bipolarité (de 6 % à 10 %).

Au plan social

Chez l'enfant, un bon développement passe par des relations valorisantes et par un fonctionnement adéquat. Barkley (1998) définit quatre types de difficultés au plan social chez les patients souffrant du trouble de déficit de l'attention. Ces difficultés concernent : 1) la manière d'entrer adéquatement en contact avec les autres ; 2) les habiletés du discours ; 3) la résolution de conflit ; 4) la maîtrise des émotions. Toutes ces habiletés étant très sollicitées à l'école, les enfants souffrant du trouble en question découvrent rapidement leurs limites. Certains d'entre eux ont de la difficulté à se faire des amis et à les garder. Les enfants présentant un trouble de déficit de l'attention sont souvent incapables de freiner leurs impulsions, de retenir un comportement déplaisant ou d'attendre une gratification pour leurs bonnes actions.

Ces enfants sont souvent malhabiles dans leurs relations sociales, ils ne sont pas recherchés par leurs compagnons. Or, un enfant rejeté se dévalorise, adopte des comportements agressifs ou se désengage. Il peut réagir en s'isolant ou en cherchant à tout prix des amis, malheureusement pas toujours les bons.

Les adolescents souffrant d'un TDAH ont plus de démêlés avec la justice que leurs pairs. Ils sont plus souvent arrêtés (39 % contre 20 %), ils récidivent plus souvent (23 % contre 8 %) et sont plus fréquemment accusés de crimes (28 % contre 11 %) ou emprisonnés (9 % contre 1 %). Ils ont une forte comorbidité de troubles d'opposition (35 %) et de trouble de conduite (26 %), ce qui explique en grande partie ces statistiques.

La vie d'un patient adulte souffrant du trouble de déficit de l'attention risque, elle aussi, d'être perturbée. L'adulte risque plus de perdre son emploi et doit souvent exercer plusieurs métiers avant de trouver un emploi qui lui permet de se réaliser. Il agit souvent comme travailleur autonome. Ces adultes vivent plus de conflits avec leurs collègues et leur employeur (retard, absentéisme, erreurs répétées, incapacité de compléter une tâche dans les temps requis). Pour ce qui est de leurs relations personnelles, les ruptures sont fréquentes.

Au plan scolaire

Les enfants atteints d'un TDAH vivent plus de difficultés scolaires, de rejet social et de faible estime de soi que leurs compagnons. Lorsqu'en plus, l'enfant présente une comorbidité, comme un trouble d'apprentissage (24-70 %), l'effet se fait doublement sentir. Les enfants qui présentent un trouble de déficit de l'attention risquent plus d'avoir de mauvais résultats scolaires (90 %), de doubler une année (25-45 %), d'avoir besoin de services spécialisés en classe (25-50 %). Ils sont plus souvent suspendus de l'école (40-60 %) ou même expulsés (10-18 %). Toutes ces embûches font qu'ils abandonnent l'école (30-40 %) ou ne terminent pas leur secondaire (77 %), ce qui risque fort d'avoir des effets négatifs sur leur niveau de vie à l'âge adulte.

Au plan familial

Les conséquences du TDAH se font aussi sentir sur la famille des patients. L'enfant vit *d'abord* dans sa famille. Ses comportements déviants ont une répercussion sur ses proches. L'enfant peu sociable rend les sorties familiales pénibles (visites, magasinage). Les parents peinent à trouver une gardienne et doivent limiter leurs sorties. Souvent, l'enfant n'est pas invité par ses compagnons lors des fêtes d'enfants, des rencontres familiales ou sociales. La famille se retrouve alors isolée.

Certains de ces enfants ont des difficultés de sommeil. Les parents disposent ainsi de moins de temps pour être seuls, ce qui influence négativement la relation parents-enfant. Cette relation fragilisée influence également le comportement de l'enfant qui se sent triste ou devient plus exigeant, opposant ou agressif.

L'étude des familles de ces enfants met en lumière des problèmes de fonctionnement interne. On identifie des perturbations dans le fonctionnement familial, dans la relation de couple des parents et dans la relation parents-enfant. Les interventions parentales sont moins efficaces et le niveau de stress parental est élevé (surtout si l'enfant a aussi des troubles de comportement).

De plus, la fratrie manifeste fréquemment des troubles émotifs ou des troubles de comportement. Ces enfants rapportent qu'ils sont victimes des actes agressifs du frère ou de la sœur qui présente un TDAH (violence physique ou verbale, manipulation, contrôle). Ils ajoutent qu'ils ont la responsabilité d'en prendre soin ou qu'ils doivent les protéger, car ces enfants sont rejetés socialement, ce qui cause des sentiments de tristesse et d'anxiété à leurs frères et sœurs.

Coûts de santé

Aux États-Unis, en 2001, on a estimé les coûts de santé pour une personne présentant un trouble de déficit de l'attention à 4 306 $ par année, comparativement à 1 944 $ pour l'ensemble de la population du même groupe d'âge. Ces résultats comprennent les coûts des blessures provoquées par les accidents et le traitement des abus de substances illicites. Les proches utilisent eux aussi plus fréquemment les services de santé. Les coûts directs et indirects sont de l'ordre du double pour ces familles, par rapport aux autres familles. Cette différence est surtout liée à la prévalence plus élevée de maladie mentale chez les membres de ces familles. Le stress est plus élevé pour les familles qui vivent avec une personne présentant un TDAH. Le niveau de stress familial joue un rôle dans le risque parental de dépression et de dépendance à l'alcool.

Il est de la plus grande importance de traiter précocement le trouble de déficit de l'attention, pour en prévenir les conséquences à moyen et à long terme. Le succès ne devrait pas se limiter à la période scolaire, mais bien à tous les aspects de la vie de l'enfant, famille incluse. Il faut évaluer ces difficultés de façon globale, en incluant tous les membres de la famille.

CHAPITRE 4

Interventions psychosociales auprès de l'enfant

Hélène Pâquet

Interventions visant à améliorer l'estime de soi

L'estime de soi est une perception de sa propre valeur en tant qu'individu. Elle s'établit avec les expériences de vie et elle varie dans le temps et selon l'activité. Avoir une bonne estime de soi, ce n'est pas être le meilleur, c'est se juger de façon réaliste, selon ses forces et ses faiblesses. Exemple : dans la même journée, Nicolas peut avoir une estime de lui faible lors d'une tâche de lecture et avoir une excellente estime de lui après avoir compté trois buts au hockey.

Les enfants ne naissent pas avec une bonne estime de soi. Celle-ci se développe grâce aux jugements des gens qui gravitent autour d'eux (parents, famille, amis, enseignants). En vieillissant, l'enfant apprend à juger de sa propre valeur, selon ses critères personnels.

C'est un sentiment essentiel pour apprendre quoi que ce soit.

Conseils pour développer l'estime de soi de l'enfant à la maison

Parents

- Être présents et engagés avec amour auprès de l'enfant.
- Passer du temps de qualité avec les enfants, apprendre à les connaître.
- Créer un climat agréable à la maison.
- Découvrir les forces de l'enfant et les valoriser.
- Reconnaître les faiblesses de l'enfant et être réaliste.
- Donner l'exemple en paroles et en gestes.
- Utiliser un vocabulaire favorable (tenter de ne pas blesser l'enfant en paroles).

- Écouter avec attention, sans juger (reconnaître que les gens sont différents les uns des autres).
- Favoriser l'expression des sentiments.
- Récompenser l'effort, pas uniquement le succès.
- Accepter les erreurs, en parler et en tirer des leçons.

Il est bon de proposer à l'enfant une activité qui l'intéresse et dans laquelle il se sent habile. Encouragez-le à y participer. Intéressez-vous à ce qui entoure cette activité (article de journal, interview télé, etc.). Ne le punissez pas en lui interdisant cette activité (même si ça ne va pas bien à l'école). L'expérience favorable qu'il vit en participant à cette activité lui permet de se sentir bien et habile au moins une fois dans la semaine. Cette expérience peut également avoir un bon effet sur son rendement scolaire. De plus, en tant que parent, cela vous donne l'occasion d'avoir du plaisir avec votre enfant, de valoriser son développement global et non seulement ses résultats scolaires.

Enfant

- Écrire dans un journal personnel ce qu'il aime (ses forces et ses qualités).
- Apprendre à se connaître (ses vraies forces et faiblesses).
- Persévérer, car on apprend à partir des échecs.
- Accepter les félicitations et féliciter les autres.
- Gérer ses conflits, trouver des solutions, au besoin en parler à un adulte.

Conseils pour développer l'estime de soi de l'enfant à l'école

Enseignant

- Donner des responsabilités à l'élève (passer les feuilles, surveiller pendant la récréation).
- Être le tuteur d'un autre élève (plus faible ou d'un autre niveau).
- Récompenser les progrès, même minimes.
- Créer des activités-récompenses, comme un déjeuner avec l'enseignant.
- Accorder des prix : de la meilleure journée, de l'élève de la semaine.
- Délivrer des passeports (pour bon comportement, évalué à chaque période).
- Encourager les élèves à se féliciter entre eux.
- Signaler leurs succès (photos, annonces en classe).

- Distribuer des questionnaires d'auto-évaluation (socialisation, comportement, résultats scolaires).
- Demander aux élèves d'inscrire dans un petit journal leurs forces (lire avec l'enfant et en ajouter quelques-unes si possible, attention il ne faut pas en retirer).
- Tenter de garder un ratio élevé de commentaires positifs par rapport aux commentaires négatifs.

Interventions visant à compenser le déficit d'attention

L'attention, c'est la capacité de faire un choix, de privilégier un stimulus parmi une multitude d'autres. C'est faire le tri dans les informations reçues pour en retenir une seule et la traiter. Exemple : la voix de la mère dans une foule ; l'enseignante à l'avant de la classe au lieu de l'oiseau à la fenêtre. C'est aussi un ensemble d'opérations mentales : identifier des objets, concentrer ses énergies, résister aux distractions. Ce processus n'a rien de passif, l'enfant qui se concentre intervient dans son environnement. L'attention varie selon l'âge, la tâche et le moment de la journée.

Faire attention, c'est être prêt à traiter l'information reçue. C'est avoir une attitude d'éveil, des comportements et une posture qui reflètent cette vigilance interne (être assis droit, regarder l'enseignant). L'adulte (parent ou enseignant) doit stimuler l'intérêt de l'enfant. Il doit faciliter les choix à faire en créant un climat d'écoute et d'apprentissage, tant à la maison qu'à l'école.

Être attentif, c'est le point de départ de l'apprentissage.

Conseils généraux pour stimuler l'attention en classe (bon pour tous les élèves)

- Limiter les stimuli visuels sur les murs de la classe (affiches, décorations).
- Limiter le matériel sur les bureaux (1 crayon + 1 efface) et dans les allées (bac pour sac d'école, souliers).
- Délimiter l'espace pour le bureau du prof, l'aiguisoir, le coin lecture (en collant du papier adhésif sur le plancher ou en installant des paravents).
- Afficher au tableau l'horaire de la journée.
- Séparer le tableau en zones (enseigner le français à droite du tableau, les mathématiques à gauche).
- Inscrire au tableau les étapes du travail.

- Utiliser des codes de couleurs (cartable bleu pour le français, craies de couleurs différentes).
- Limiter le bruit lié aux mouvements des chaises (avec des balles de tennis, par exemple).
- Permettre aux élèves de porter des écouteurs (avec ou sans musique).
- Tenir un moniteur de bruit (cadran visualisant le niveau de bruit toléré pour chaque activité).
- Mettre de la musique pendant les travaux libres.
- Réduire le temps des enseignements magistraux.
- Faire des pauses fréquentes.
- Répéter les renseignements.
- Demander aux enfants d'expliquer ce qu'ils ont compris à la fin d'un enseignement magistral.
- Former des équipes de travail.
- Recruter des élèves experts qui aident les autres ou répondent à certaines de leurs questions.
- Disposer deux ou trois bureaux supplémentaires pour tous les élèves qui veulent travailler sans être dérangés ou qui ont besoin de plus de soutien de la part de l'enseignant (l'enfant peut volontairement choisir de se retirer, ce n'est pas une mesure disciplinaire).

Conseils spécifiques pour stimuler en classe l'attention des élèves souffrant d'un déficit d'attention

- Se tenir près de l'enfant et le toucher au besoin.
- Intégrer l'enfant dans l'explication des tâches à faire.
- Utiliser son matériel (cahier, compas) pour expliquer comment exécuter une tâche.
- Coller sur le bureau de l'enfant une image qui compte pour lui et toucher cette image pour aviser l'enfant du comportement désiré.
- Si les bureaux sont regroupés par équipe : éviter de placer l'enfant au centre du groupe, choisir plutôt le bureau près du mur.
- Permettre à l'élève de placer son bureau face au mur pour faire ses tâches individuelles.
- Donner des copies des notes pour les nouveaux apprentissages.
- Réduire le nombre de consignes et les écrire au tableau (pour référence ultérieure, l'enfant distrait pourra se retrouver sans rien demander à personne).

- Attirer l'attention sur les apprentissages importants en les soulignant ou en les marquant d'une étoile.
- Éviter les tâches combinées (écrire en même temps que l'enseignant parle).
- Donner du temps pour écrire.
- Demander à l'enfant de se faire des jumelles avec ses mains pour réduire son champ de vision.
- Utiliser des stratégies mnémoniques (jeux de mots, anagrammes).

Conseils pour stimuler l'attention de l'enfant à la maison

- Faire des listes et les afficher à l'endroit où l'action se déroule.
- Limiter le bruit (télévision, téléphone).
- Pour demander quelque chose à votre enfant :
  - s'arrêter ;
  - le regarder ;
  - s'assurer qu'il écoute la personne (pas nécessairement qu'il la regarde) ;
  - être clair et concis (une ou deux consignes maximum) ;
  - utiliser un verbe d'action ;
  - préciser le moment où l'action doit être faite ;
  - si nécessaire, demander à l'enfant ce qu'il a compris ou ce qu'il doit faire.
- Évoquer les conséquences positives d'une action.
- Organiser des concours avec des récompenses.

Interventions visant à améliorer les habiletés sociales

Les habiletés sociales touchent l'ensemble des habiletés requises pour vivre en société. Ces règles de bienséance permettent d'avoir du plaisir en compagnie d'autrui (partager, dire merci, ouvrir la porte à une personne). Normalement, on adopte ces comportements sociaux sans y penser. D'après Stormont (2001), la majorité des enfants souffrant d'un TDAH présentent des déficits sérieux au plan social (62 %), comparativement à 12 % chez les autres jeunes. Les enfants souffrant de ce trouble ne semblent pas savoir comment faire pour se sentir bien en société et y obtenir du succès. Certains s'isolent, car ils ne savent pas comment entrer en relation de façon favorable avec autrui ; d'autres ont de la difficulté à gérer leur anxiété ou leur impulsivité. Ces jeunes sont considérés sur le plan social comme plus actifs et plus agressifs que les autres (Dykman & Ackerman, 1991). Ils semblent plus impulsifs dans les situations de conflits (Lahey et al, 1987). Ils ont besoin d'aide pour acquérir les habiletés qui leur font défaut.

Conseils pour stimuler les habiletés sociales à la maison

- Être un exemple à suivre.
- Expliquer souvent les règles, car l'enfant ne les devine pas (comment entrer en relation, ne pas interrompre une conversation, participer à un jeu, résoudre ses conflits, partager).
- Encourager les activités physiques et sociales : scoutisme, sport, groupe d'intérêt.
- Inscrire l'enfant dans une colonie de vacances (augmenter les chances de pratiquer ses habiletés).
- S'intéresser aux amis de l'enfant (éviter les mauvaises relations).
- Expliquer à l'enfant qu'être populaire ne veut pas dire avoir de vrais amis.
- Laisser l'enfant jouer avec des plus jeunes que lui.
- Inviter un ami à la maison :
  - préparer l'enfant et la maison...
  - demander à l'enfant de ranger les jouets qu'il ne veut pas partager ;
  - organiser avec l'enfant des activités où il est bien encadré, au cas où ça déraperait (vidéo, jeux de table) ;
  - faire une pause-santé lorsque l'enfant devient trop excité (collation, jeux sans compétition).
- Prendre le temps de féliciter l'enfant quand il joue adéquatement.
- Surveiller les jeux ou les émissions à caractère violent : le vocabulaire utilisé ainsi que les gestes peuvent influencer l'enfant.
- L'aider à décoder les signaux non verbaux (expressions faciales de tristesse, irritation, fatigue), ainsi que les messages verbaux (ironie, taquinerie).
- Pratiquer avec lui des scénarios pour qu'il sache quoi faire dans les situations plus épineuses.
- Songer à lui donner sa médication même les fins de semaine (les psychostimulants aident l'enfant en le rendant capable de s'arrêter, de s'organiser et de mieux analyser les situations).

Conseils pour stimuler les habiletés sociales à l'école

- Être structuré.
- Expliquer clairement les comportements attendus en termes favorables.
- Parler des règles de l'école.
- Ne pas prêter de mauvaises intentions aux gestes impulsifs de l'enfant.
- S'intéresser aux différentes cultures du monde.
- S'amuser à résoudre des problèmes.
- Agir contre le taxage.
- Attention à la tolérance zéro contre la violence, elle peut provoquer de l'*intolérance* !
- Choisir l'enfant comme assistant dans diverses tâches.
- Former divers groupes (ne pas laisser les élèves choisir leurs partenaires).
- Récompenser les bons comportements.
- Surveiller activement les récréations.
- Réduire les moments trop excitants.

Interventions visant à améliorer les capacités organisationnelles

Les capacités organisationnelles désignent les habiletés à planifier et à s'organiser, d'abord dans sa tête, puis dans son entourage. C'est savoir ce que l'on veut et ce dont on a besoin pour l'obtenir, et ce, dans un laps de temps donné. Les difficultés à développer des capacités organisationnelles peuvent se retrouver à plusieurs étapes du processus, depuis le point de départ jusqu'à la réalisation complète de la tâche, dans le temps voulu.

Adaptations possibles en classe

Difficultés à suivre un plan ou à poursuivre une tâche.

- Morceler la tâche en étapes ou en buts facilement atteignables (objectif à court terme).
- Viser la qualité plutôt que la quantité.
- Utiliser des calendriers, des graphiques.
- Superviser l'enfant et l'encourager fréquemment avec du renforcement positif.
- Donner un exemple ou un modèle du problème.
- Dresser la liste de devoirs et de leçons pour la semaine (l'afficher sur le site web de l'école).

- Vérifier souvent le matériel de l'enfant (objets perdus ou brisés).

Papillonner.

- Limiter à une seule étape le nombre d'exercices à faire : l'enfant qui a fini doit venir chercher une autre liste d'exercices à faire.
- Faire plusieurs petites pauses.

Terminer une tâche.

- Afficher les étapes de la tâche demandée.
- Indiquer quand le projet doit être terminé (heure ou date).
- Aller voir l'enfant après un ou deux exercices pour s'assurer qu'il comprend.
- Utiliser des rappels et des mémos.
- Donner des points pour chaque problème terminé dans une limite de temps préétablie. Adapter cette méthode après un certain temps en retirant des points pour les problèmes non terminés.

Tâche qui requiert de la mémoire.

- Utiliser du matériel à manipuler (ex. : des réglettes).
- Faire des pratiques, des répétitions.
- Utiliser des graphiques et du matériel visuel attrayant.
- Permettre d'utiliser une calculatrice, un ordinateur ou un magnétophone.

Adaptations possibles à la maison

Difficulté à suivre un plan ou à poursuivre une tâche.

- Pratiquer l'organisation à l'aide de tâches déjà accomplies.
- Demander à l'enfant comment il arrive à se retrouver et compléter sa stratégie (ne pas tenter d'imposer la vôtre).
- Être logique dans son approche.
- Coller un horaire de la semaine sur le réfrigérateur.
- Dresser des listes, tenir un calendrier.

Papillonner.

- Faire des pauses.
- Donner une consigne à la fois.
- Encourager l'enfant.
- Limiter les stimuli (visuels et auditifs).

Terminer une tâche.

- Demander à l'enfant ce qu'il lui reste à faire pour terminer sa tâche.
- Demander à l'enfant d'expliquer un problème à voix haute.
- Écrire les étapes.
- Proposer des buts réalistes.
- Avoir sur place tout le matériel requis pour la tâche.

Tâche qui requiert de la mémoire.

- Avoir du matériel scolaire en double (crayons, effaces).
- Dresser une liste de numéros de téléphone d'enfants de la classe.
- Vérifier chaque semaine le contenu du sac d'école.
- Demander à l'enfant de se faire une image en lisant (de voir dans sa tête les personnages et ce qu'ils font).
- Donner des indices, pas des réponses.
- Utiliser des bacs de rangement identifiés (avec un code de couleurs ou un mot).
- Inscrire le nom de l'enfant sur ses objets.

Interventions visant à limiter l'hyperactivité

L'hyperactivité est probablement le symptôme le plus visible du trouble de déficit de l'attention. C'est un niveau d'activité qui est excessif pour l'âge de l'enfant. Ces manifestations sont soit verbales (l'enfant parle constamment, pense à voix haute, parle trop vite, n'a pas de censure) ou motrices (l'enfant grimpe partout, court au lieu de marcher). Ce besoin de bouger est souvent présent même la nuit. Ces enfants sont comme des petits moteurs toujours en mouvement.

Une telle activité se manifeste en toutes circonstances, ce qui la distingue de la simple surexcitation qui apparaît exceptionnellement chez tous les enfants. Il est normal pour un enfant d'être excité la veille de Noël, mais l'enfant souffrant d'un trouble de l'attention est excitable tous les jours de l'année.

Ce désir de mouvement est involontaire, mais on peut apprendre à l'enfant à canaliser son énergie de façon fonctionnelle et acceptable en société.

Conseils pour limiter l'agitation à la maison

* Utiliser l'humour.
* Penser à la règle du 2/3 (retrancher 1/3 de l'âge de l'enfant pour obtenir l'âge qui correspond au niveau d'activité de l'enfant).
* Prévoir du temps pour bouger avant les moments d'attention (devoirs, sorties).
* Réserver un endroit dans la maison pour permettre à l'enfant de bouger à son aise (sous-sol, garage).
* Réserver un endroit calme pour la détente.
* Éviter les temps morts.
* Préparer les transitions (prévenir l'enfant : lui dire d'avance le comportement attendu ; au moment prévu, répéter la demande avec des encouragements).
* Faire du sport (sport individuel ou gardien de but de l'équipe !).
* Prévenir la surstimulation (éviter les émissions de télévision violentes, les jeux physiques intenses).
* Si l'enfant est surexcité, arrêter l'activité en cours, faire une coupure avec l'activité suivante. Tenter de démarrer une nouvelle activité simple, avec une consigne unique, sans défi à relever pour l'enfant, dans un de ses secteurs d'intérêt.

Conseils pour limiter l'agitation à l'école (agitation motrice)

* Permettre à l'enfant de manipuler quelque chose pendant les enseignements magistraux (balle, animaux pesants).
* Lui donner des tâches à accomplir (prendre les présences, faire le facteur).
* Trouver un signal pour indiquer le besoin de « prendre l'air ».
* Ignorer les comportements d'hyperactivité mineurs.
* Le laisser se tenir debout pour écouter les enseignements (à l'arrière de la classe).
* Permettre à l'enfant d'entrer en classe avant les autres, pour éviter les stimulations.
* Afficher au tableau l'horaire de la journée.
* Aviser les enfants du comportement attendu cinq minutes avant le changement de tâche (« dans cinq minutes, tu vas fermer ton cahier de mathématiques et prendre ton livre de français »).

Conseils pour limiter l'agitation à l'école (agitation verbale)

- Mâcher de la gomme.
- Établir un signal de la main pour indiquer une vraie question.
- Avoir un signal discret pour lui dire que ce n'est pas le temps de parler.
- Établir des règles dans la classe pour poser une question et les appliquer progressivement (lever la main, attendre que je dise ton nom).
- Mettre de la musique douce lors des tâches individuelles.
- Être tolérant si l'enfant fait du bruit ou chantonne pendant les tâches individuelles (placer son bureau en retrait s'il dérange vraiment).

Interventions visant à diminuer l'impulsivité

L'impulsivité est le contraire de l'autocontrôle. L'enfant impulsif a plus de difficultés à analyser la situation, à choisir une action adéquate et à l'effectuer, car pour lui, tout se passe dans une fraction de seconde. L'enfant n'a pas le temps de penser avant d'agir. L'action commande une réaction immédiate. Il sait ce qu'il aurait dû faire et a d'ailleurs des remords de ne pas l'avoir fait.

Chez l'enfant avec un TDAH, les mécanismes internes qui permettent d'inhiber ces réactions sont immatures. La petite voix interne qui fait la police dans sa tête n'est pas assez efficace pour endiguer le flot d'informations. Il faut alors l'assister par des mécanismes d'encadrement externes : des règles.

Les règles et la discipline donnent à l'enfant un certain contrôle sur son environnement. Grâce à ce cadre essentiel à son développement, il pourra anticiper les situations dangereuses et finir par dominer son impulsivité.

Que ce soit à la maison ou à l'école, l'adulte doit aussi suivre certaines règles de conduite. Pour être efficace, une règle doit être :

1. *claire* : elle se comprend facilement et elle transmet les valeurs de la famille et de la société ;
2. *concrète* : elle fait référence à une action, pas à une sensation (sois gentil !) ;
3. *constante* : elle ne varie pas dans le temps, selon les personnes ou leur humeur. Elle doit cependant faire place à la compréhension et à la compassion ;
4. *conséquente* : elle comporte des suites adéquates.

Conseils pour diminuer l'impulsivité à la maison

- Choisir un moment de la journée où l'on est calme et un endroit où l'on ne sera pas dérangé.
- S'asseoir avec son conjoint pour établir les règles de la maison.
- Faire une courte liste des comportements attendus.
- Se mettre d'accord sur les règles essentielles.
- Établir des conséquences positives, neutres et négatives pour les règles. Ces conséquences sont relatives à l'âge de l'enfant et à ses capacités. L'enfant peut participer à cette étape en choisissant des conséquences réalistes qui auront plus d'effet sur lui. Une conséquence positive est un privilège, un jeton, une action ou, rarement, un cadeau. Une conséquence neutre maintient le statu quo (pas de fleurs, mais pas de pot non plus). Une conséquence négative consiste à retirer un privilège, à donner une punition. Attention, il faut deux à trois fois plus de positif que de négatif. Voir la rubrique *Système d'émulation*.
- Afficher dans la maison ses règles et leurs conséquences, aux endroits où on les pratique (cuisine, salle de télévision).
- Appliquer les règles.
- Instaurer un système d'émulation pour corriger certains comportements.
- Prévenir les situations dangereuses.
- Donner l'exemple.
- Traiter l'enfant avec respect.
- Pardonner.
- Être patient.
- Garder en tête qu'il ne s'agit pas d'un traitement pour guérir et que certains comportements reviendront.

Conseils pour diminuer l'impulsivité à l'école

- Faire une courte liste des comportements désirables.
- Afficher les gestes à poser et les règles à suivre en classe.
- Discuter des privilèges et des conséquences négatives des comportements avec les élèves.
- Appliquer les règles de façon juste.
- Prendre des photos de l'enfant qui suit les règles et les coller sur son agenda (ex. routine du matin).
- Maîtriser les situations excitantes en donnant plus d'attention à l'enfant impulsif (proximité, parler à voix basse).
- Placer le bureau de l'enfant loin de ses «ennemis».

- Planifier les transitions :
  - dire à l'avance à l'enfant le comportement désiré ;
  - au moment voulu, répéter la demande ;
  - encourager l'enfant ;
  - créer une conséquence (positive ou négative).
- Apprendre à l'élève à éviter les situations qui risquent de lui causer des problèmes (corridor, récréations).
- Ignorer certains commentaires (impulsivité verbale).
- Quand l'enfant lève la main, convenir avec lui d'un signe qui veut dire soit qu'il sait la réponse soit qu'il a levé la main par impulsivité.
- Encourager les enfants qui lèvent leur main.

Références

DYKMAN, R. A., AKERMAN, P. T., & RANEY, T. J. (1994). *Assessment and Characteristics of Children with Attention Deficit Disorder*. Prepared for the Office of Special Education Programs, Office of Special Education and Rehabilitative Services, U.S. Department of Education.

LAHEY, B. B., SCHAUGHENCY, E,. HYND, G, CARLSON, C. & NIEVES, N. (1987). « Attention Deficit Disorder with and without Hyperactivity : Comparison of Behavioural Characteristics of Clinic-referred Children ». *Journal of the American Academy of Child Psychiatry* : 26 : 718-722.

STORMONT, M. (2001). « Social Outcomes of Children with ADHD : Contributing factors and implications in practice ». *Psychology in the Schools*, 38 : 521-531.

CHAPITRE 5

Interventions dans le milieu familial

HÉLÈNE PÂQUET

Intervention dans le milieu familial

Intervenir, c'est prendre part à une action pour en modifier le cours. Ici, il faut d'abord comprendre ce qu'est un trouble de déficit de l'attention avec ou sans hyperactivité. Il s'agit d'une situation chronique : les interventions portent à long terme. Elles ne visent pas la guérison, mais la maîtrise des symptômes. Intervenir constitue un processus actif entre l'adulte et l'enfant. L'adulte doit changer sa façon d'agir pour que l'enfant change de comportement. L'adulte doit mettre en place les conditions gagnantes pour que l'enfant se développe.

Le TDAH est un trouble d'origine neurologique qui n'est pas dû à des facteurs environnementaux. Cependant, vos comportements et vos attitudes influencent l'enfant. La discorde parentale, les contradictions entre l'un et l'autre pour les méthodes éducatives, le manque de constance dans la discipline, tout cela exacerbe les symptômes du trouble de déficit de l'attention de l'enfant, tout en vous rendant moins disponible pour l'aider.

Un parent informé a des attentes plus réalistes envers son enfant. Pour aider celui qui présente un trouble de déficit de l'attention, il faut comprendre que ce qui fonctionne avec les autres enfants ne fonctionne pas nécessairement avec celui-ci. Vous avez besoin d'autres outils pour améliorer ses comportements.

Pour qu'une intervention ait un maximum de chances de succès, il est nécessaire que tous les membres de la famille comprennent bien ce qu'est un trouble de déficit de l'attention, avec ou sans hyperactivité. L'enfant doit connaître son diagnostic, tout comme ses frères et sœurs. Cette information est indispensable pour accepter d'agir différemment avec cet enfant. Comme votre enfant passe la majeure partie de son temps à l'école, les enseignants doivent aussi être avisés du diagnostic, car ce sont vos alliés dans l'éducation de votre enfant. De plus, si les gens qui vous entourent sont bien informés (grands-parents, amis, famille élargie), ils seront plus en mesure de vous aider et de comprendre ce que vous vivez.

Les enfants souffrant d'un TDAH sont très créatifs et ils s'habituent rapidement aux conséquences positives ou négatives de leur comportement. Il faudra donc modifier fréquemment vos récompenses, en fonction de l'atteinte de vos objectifs. Il est essentiel de personnaliser l'intervention pour obtenir de bons résultats. Il ne faut pas essayer tous les moyens proposés, mais plutôt cibler certains comportements de l'enfant et mettre en place quelques interventions, sur une période suffisamment longue pour obtenir une modification des comportements ciblés. Lorsqu'on obtient du succès, on peut passer à d'autres interventions.

Interventions comportementales

Méthode 1-2-3

Cette méthode est indiquée pour faire cesser un comportement ou pour en diminuer l'importance. Pour l'utiliser, le parent doit être clair, précis et rapide, sans beaucoup de paroles, ce qui correspond parfaitement aux besoins d'encadrement de l'enfant ayant un trouble de déficit de l'attention. Le 1 consiste à avertir l'enfant que le comportement présent est répréhensible. Le 2 est un rappel que le comportement se poursuit. Le 3 est le passage à l'acte du parent, la conséquence du comportement. Vous retirez l'enfant en lui disant une fois la raison du retrait.

Exemples

Karine crie dans la maison. Sa mère lui dit : « Ça, c'est un 1 ! »

Karine n'écoute pas et continue à crier : Sa mère lui dit calmement : « C'est un 2 ! »

Karine poursuit son comportement. Sa mère lui dit : « 3 ! Tu cesses de crier et tu me donnes deux jetons. »

L'entente préétablie est automatiquement mise en place. Karine perd deux jetons et doit changer d'activité.

Vous pouvez aussi aller directement au 3 si le comportement doit immédiatement cesser (ex. violence).

Nicolas se dispute avec sa sœur et la frappe. Sa mère lui donne immédiatement un 3. Il doit se retirer dans sa chambre pendant cinq minutes. À son retour, il devra présenter ses excuses à sa sœur. On ne tolère pas ce comportement dans la maison.

Dans un tel système, il n'y a pas de place pour les discussions et l'émotion. En limitant vos paroles, vous évitez l'escalade dans la tension qui suit un long discours non productif. L'enfant a le droit de réagir à votre punition, mais de façon adéquate.

Si vous faites plus de trois décomptes dans la même période de 15 minutes, vous devez retirer votre enfant de cette activité et le réorienter vers une autre activité. Cela lui permettra de se calmer et vous pourrez aussi faire un peu d'enseignement.

La période de réflexion

Le retrait est une méthode d'action directe. Après un comportement inacceptable, l'enfant doit cesser ce qu'il fait et aller dans un autre environnement. Il peut se retirer dans sa chambre, dans une autre pièce ou sur une chaise. Le retrait doit être proportionnel à son âge plutôt qu'à l'offense. Pour un enfant de 4 ans, quatre minutes dans un coin de la pièce suffisent. Un retrait plus long ne servirait à rien. Les enfants ayant un TDAH vivent dans le présent et ils ont tôt fait de penser à autre chose.

L'idée consiste à faire arrêter le comportement déviant en évitant les discussions.

Si l'enfant est petit, vous l'escortez dans sa chambre. Pour un enfant plus vieux, qu'on ne peut pas isoler, vous pouvez changer de tactique en retirant des privilèges ou en vous retirant de la situation pour éviter l'escalade.

Après le retrait, vous devez faire un retour avec l'enfant. N'entreprenez pas de longues discussions. Il faut dire une seule fois le comportement reproché, proposer une solution de rechange pour cette action ou pour des paroles répréhensibles. Si l'enfant est assez grand, vous pouvez lui demander ce qu'il aurait pu faire pour éviter le retrait. Le retrait sert à faire cesser un comportement. Il ne s'agit pas d'obtenir une confession pour chaque action. L'enfant qui a vraiment offensé quelqu'un par ses paroles ou ses gestes doit présenter ses excuses et offrir une réparation.

Le système de jetons

L'enfant accumule des jetons ou des points pendant la semaine grâce à ses bonnes actions. À la fin de la semaine, il peut échanger ses jetons pour obtenir une récompense ou un privilège. Ce système est bon pour tous les enfants de la famille.

- Si l'enfant a moins de 7 ans, utiliser de vrais jetons (ex. jetons de poker). Pour un enfant de plus de 8 ans, utiliser un système de points sur un tableau.
- Présenter le système comme un jeu pour toute la famille.
- Afficher le tableau à un endroit visible de tous et s'en servir pour calculer les points.
- La valeur de la récompense dépend du comportement (comportement très difficile à changer = plus de points).
- Prévoir au moins 15 récompenses ou privilèges (demander à l'enfant ce qui l'intéresse).
- Rendre disponible la moitié des récompenses immédiatement (sans délai). La possibilité d'obtenir chaque jour une récompense motive l'enfant.
- Ajouter des points pour des comportements sociaux (parler poliment, être honnête).
- Tout « l'argent » gagné par l'enfant doit être sous forme de jetons.
- Payer uniquement lorsque l'action demandée est accomplie à la première demande.
  - Si l'enfant n'écoute pas, il n'a ni jeton ni point.
  - Si l'adulte doit répéter ses consignes, l'enfant reçoit une amende (perte de jeton ou de point).
  - À la deuxième pénalité, il se voit imposer un temps de repos.
  - Ne pas donner deux amendes pour le même incident.
  - On donne deux fois plus de jetons que l'enfant en perd.

Conseils pour les interventions comportementales

- Savoir doser les situations : si vous hésitez devant un comportement déviant en pensant : « Est-ce que je dois excuser certains comportements ? Ce n'est pas de sa faute. Il est hyperactif », alors utilisez une règle simple : s'il s'agissait de l'enfant du voisin, est-ce que vous toléreriez ce comportement ? Une telle règle oriente aussi le choix des paroles à utiliser. Votre enfant vit en société. Il doit savoir comment agir à l'extérieur de la maison. Il doit être autonome.

- Apprendre à faire patienter votre enfant : ne pas répondre instantanément à toutes ses demandes. Lorsque l'enfant vous interrompt, lui faire un signe, lui donner une activité à faire pendant qu'il attend, puis répondre à sa demande.
- Visualiser le temps : utiliser des chronomètres, des horloges, des minuteries, un calendrier, pour que l'enfant se représente le temps.
- Mettre en place un système d'émulation.
- Responsabiliser l'enfant : favoriser son autonomie.
- Parler de vos expériences : exagérer certaines situations de la vie quotidienne et en discuter avec lui. L'enfant apprend de ces situations, de ce que les autres ont fait, de la manière dont ses parents se sont sentis, comment ils ont résolu un problème. Les échecs des adultes permettent à l'enfant de voir qu'il n'est pas le seul à vivre des difficultés et que ses parents le comprennent.
- Donner de l'attention positive. L'enfant va tout faire pour attirer l'attention (des bons coups et des mauvais). Lui parler avec respect sans crier. Faire des demandes positives en lui suggérant le bon comportement à adopter.
- Choisir vos batailles. On ne peut pas tout changer en une journée. Trop d'objectifs nuisent à l'efficacité d'une intervention.
- Savoir ce que l'on veut vraiment et l'exprimer clairement.
- Programmer les bons comportements en public.
  - Donner les instructions à suivre pour une sortie. Donner un exemple de comportement attendu.
  - Prévoir des récompenses et des punitions applicables en public (trouver un endroit pour le retrait si nécessaire).
  - Encourager les bons comportements.
  - Remplir le vide (donner des responsabilités).
  - Penser à une gardienne.
- Préparer les transitions.
  - Préparer l'enfant en lui disant à l'avance ce qui va se passer. L'aviser des changements, quelques minutes avant qu'ils surviennent, surtout s'il s'agit d'une activité qui l'intéresse.
  - Éviter les consignes trop longues.
  - Lui demander ce qu'il devra faire (pas de répéter, car cela ne demande pas de comprendre).
  - Au moment voulu : le nommer et lui dire ce qu'il doit faire. Par exemple : « Alex, vient souper maintenant. »
  - Si l'on croit qu'il n'a pas entendu, répéter une fois le message.

- Décerner une conséquence, positive ou négative selon le cas.
• Joindre un groupe de soutien (association de parents, CLSC, amis).
• Apprendre à prendre du temps pour vous.

Thérapie individuelle

La thérapie individuelle n'est pas recommandée d'emblée. L'étude MTA a bien démontré l'efficacité supérieure d'une approche combinée (médication + intervention comportementale). L'intervention comportementale est plus immédiate et donc plus appropriée pour les enfants, qui vivent dans le présent. Elle permet de mieux maîtriser les symptômes du trouble. Cependant, certains problèmes associés peuvent nécessiter une aide individuelle afin d'évaluer ou de développer des compétences.

L'intervention individuelle est surtout utile pour les enfants plus âgés qui ont déjà acquis une certaine capacité d'auto-analyse, qui sont motivés et capables d'exprimer leurs difficultés. Une telle thérapie est suggérée pour les problèmes comme l'anxiété, une faible estime de soi, une humeur dépressive.

Thérapie familiale

Ce type de thérapie peut aider la famille dans l'acceptation d'un diagnostic. Cela permet aux parents de trouver de l'aide pour mieux affronter les tensions dans la dynamique familiale. L'intervenant aide les parents à augmenter leurs habiletés parentales et à trouver avec eux des pistes d'intervention auprès de leur enfant. Les parents trouvent dans cette approche du soutien et des conseils professionnels.

CHAPITRE 6

Interventions
dans le milieu scolaire

HÉLÈNE PÂQUET

Interventions pédagogiques favorisant l'apprentissage

Il n'existe pas de recette miracle pour maîtriser le déficit d'attention. Toutefois, les connaissances et les attitudes de l'enseignant influent beaucoup sur le rendement de l'élève, dans les domaines scolaire, comportemental et social. Le TDAH n'est pas un manque de compétence ou d'information, mais bien un problème de maîtrise de soi (concentration, effort, motivation), surtout lorsque les gratifications, les résultats ou les récompenses ne sont pas assez intenses ou immédiats. Pour accrocher et captiver les enfants atteints d'un trouble de déficit de l'attention, il faut adapter les interventions. Ces élèves ont besoin de plus d'attention pour se centrer sur une action. Pour connaître du succès en classe, ils doivent être encadrés par une main de fer dans un gant de velours.

Les meilleures méthodes éducatives pour augmenter les résultats scolaires sont celles qu'on applique à l'école, là où les difficultés se présentent. Selon certains auteurs, les thérapies individuelles ou familiales sont rarement efficaces pour améliorer le rendement scolaire et le comportement en classe.

·L'enseignant doit choisir un objectif à poursuivre. L'enseignement devrait toujours avoir pour but d'aider l'enfant à devenir autonome.

Les grands principes de l'intervention
à l'école d'après Barkley

Les règles doivent être courtes, claires, imagées.

Une règle a plus de chance d'être comprise et respectée si elle ne laisse pas de place à l'interprétation. Il faut utiliser un vocabulaire que l'enfant comprend (un verbe au temps présent, une phrase affirmative).

Les règles doivent être constantes et conséquentes.

Avec ces enfants, les intervenants ont souvent l'impression d'avoir tout essayé sans succès. Les objectifs doivent être réalistes, les stratégies doivent correspondre aux difficultés et on doit persévérer dans l'intervention. Il faut que l'enfant puisse savoir à l'avance la réaction de l'adulte afin d'apprendre à se maîtriser. Le exceptions sont donc à éviter.

Les réactions doivent être immédiates.

L'enfant avec un trouble de déficit de l'attention, avec ou sans hyperactivité, vit dans le présent : il faut donc réagir en stimulant ou en décourageant immédiatement les comportements observés. L'enfant est plus à même d'apprendre si vous êtes aussi rapide que lui. Plus il y a de temps entre l'action et la réaction, moins vous aurez de succès.

Les réactions doivent être fréquentes.

Plus on réagit, plus on obtient de succès. Par contre, il faut faire attention à ne pas surcharger l'enfant de commentaires superflus. Il faut encourager l'effort, pas uniquement les résultats. N'attendez pas que l'enfant termine sa tâche pour le féliciter, mais surprenez-le pendant qu'il fait le comportement attendu. L'effet de cet encouragement permet à l'enfant de rester centré sur sa tâche et, probablement, de la terminer. Renforcez les bons comportements de l'enfant ou de ceux qui l'entourent, ce qui aura comme effet d'inhiber les comportements déviants de l'élève souffrant d'un trouble de déficit de l'attention.

Les réactions doivent être plus marquantes ou plus intenses que pour un autre élève.

La nature de leur handicap demande des méthodes plus intenses. Les conséquences doivent être plus marquantes pour l'enfant. Ceux-ci ne sont pas assez stimulés par le simple plaisir de l'apprentissage (apprendre à lire ou à maîtriser de nouvelles compétences), ils ont besoin de récompenses concrètes, comme des mots gentils, un dîner avec l'enseignant, des collants.

Miser sur les réactions positives avant de punir.

Les enfants souffrant d'un trouble de déficit de l'attention vivent beaucoup d'échecs. En ayant une attitude positive et en faisant valoir les conséquences favorables, on établit un meilleur lien avec l'enfant, qui est alors plus disposé à bien agir. La motivation d'obtenir des récompenses est bien souvent plus grande que la peur des punitions. Une combinaison d'effets positifs (encouragement, récompenses) et négatifs (réprimandes, retrait d'activités) semble la solution la plus efficace pour maîtriser le comportement des enfants souffrant d'un TDAH. Tentez de garder un ratio minimum de deux encouragements pour une punition.

Changer souvent de réactions positives ou de récompenses (même si elles sont encore efficaces).

Les enfants souffrant d'un trouble de déficit de l'attention, avec ou sans hyperactivité, ont besoin d'un haut niveau de stimulations pour rester concentrés sur une tâche. Imaginez que vous mangez votre plat préféré à tous les jours, vous en seriez rapidement lassé... Utilisez des variantes, puis revenir aux anciennes récompenses.

Éviter d'agir sur le coup de l'émotion et de ne plus avoir de distance avec l'action.

Prenez du temps pour vous calmer. Demandez l'aide des collègues. Tentez de voir le caractère ridicule des situations. L'enfant ne fait pas exprès. Il faut se rappeler qu'on ne devient pas expert en un jour, il faut de la pratique.

Préparer l'enfant aux changements.

Les transitions sont source d'excitation et de désorganisation. Ici encore, il est plus facile de prévenir que de guérir. Bien préparé, l'enfant évitera d'avoir à tout recommencer à zéro à chaque début d'activités.

Arrêter de parler, agir.

Maintenant que l'enfant connaît les règles, il faut les appliquer. Il ne faut pas discuter et ainsi faire place aux arguments et aux émotions. Qui aime bien châtie bien.

L'attention positive donnée par l'enseignant (sourires, commentaires, contacts physiques), combinée avec le fait d'éviter de porter attention aux mauvais comportements, a un effet marquant sur l'élève souffrant d'un TDAH. Il s'agit de bien choisir les moments pour intervenir. Il faut répéter souvent les encouragements. L'enseignant peut utiliser des rappels visuels placés dans sa classe pour se souvenir de porter attention aux élèves en difficulté.

Récompenses et système d'émulation et de modification du comportement

Pour intervenir efficacement auprès des jeunes de la classe, l'enseignant dispose de plusieurs méthodes. Il doit d'abord définir la population qu'il veut cibler. Il existe deux niveaux d'intervention, en groupe ou de personne à personne.

Pour sensibiliser la classe à un problème d'intérêt général (environnement, diversité, violence, malbouffe), l'enseignant peut utiliser un système d'émulation. Dans ce type de système, chacun subit l'effet d'entraînement du groupe. Les individus collaborent dans un but commun. Il s'agit d'une intervention préventive positive. Les comportements désirés sont définis et valorisés par l'ensemble des élèves. Chacun peut participer selon ses capacités. Il n'y a pas de compétition, donc pas de perdant.

L'enseignant sensibilise le groupe par :

• une séance d'information (lecture, exposé oral, articles de journaux ou émissions de télévision) ;
• des réunions de classe (les élèves discutent du problème et des moyens à leur disposition pour changer la situation) ;
• un conseil de coopération (regroupement d'élèves volontaires) ;
• une animation d'activités de classe (vidéo, histoires, personne invitée) ou d'école (article dans le journal de l'école) ;
• des jeux de rôles.

Pour changer un comportement indésirable, l'enseignante peut utiliser un système de modification des comportements. Pour être efficace, cette intervention doit viser directement un comportement et être adaptée aux besoins de l'enfant. Il s'agit de récompenser les bons comportements en établissant un système de valeur. Cela permet au jeune d'être récompensé quand il s'améliore ou, au contraire, de subir l'effet négatif de ses manquements. Les mesures efficaces pour maîtriser en classe le comportement d'un enfant souffrant d'un TDAH sont les mêmes que pour d'autres problèmes de comportement. Elles demandent du temps et une volonté d'aider à faire progresser l'enfant.

Exemples de systèmes de modification de comportements:

- Système de jetons.
- Tableau-thermomètre.
- Bonshommes sourires.
- Points échangeables à la fin de la semaine contre des minutes de temps libre.
- Autocollants.
- Tirage à la fin de la semaine ou du mois.

Il n'existe pas de système miracle, ce qui compte c'est surtout la façon dont on agit et le moment où on le fait.

Règles pour établir un système de modification du comportement

- L'enfant est au cœur de la pédagogie. Lui demander sur quoi il devrait travailler (comportement, gestion du stress) et comment on peut l'aider. S'en faire un allié. Il sera plus motivé pour réussir.
- Choisir un ou deux comportements à corriger, pas plus. Trop d'objectifs augmentent la dispersion.
- Afin d'intéresser l'enfant de façon optimale, choisir un objectif déjà partiellement atteint et un autre à corriger.
- Attendre que l'objectif soit atteint avant d'en changer.
- Ne pas s'attendre à ce que cette amélioration du comportement soit instantanée. Poursuivre les encouragements.

Système d'émulation selon Barkley

- Présenter le système de façon constructive.
- Garder restreinte la liste de comportements ciblés (un ou deux par semaine, maximum).
- Dresser avec l'enfant une longue liste de privilèges et de récompenses (au moins 15).
  - Plus il y a d'interventions, de rétroaction et de renforcement, plus le système est efficace. Cela rappelle constamment l'entente entre l'enseignant et l'élève.

- S'assurer qu'au moins le tiers des privilèges est accessible sur une base journalière et les deux tiers à la fin de la semaine.
- Déterminer la valeur de la monnaie d'échange en fonction de l'âge.
  - Utiliser des points, des jetons, des collants, des estampes ou des bonshommes sourire comme renforçateurs, selon le niveau de développement de l'enfant.
- Calculer le coût des récompenses et des privilèges : un privilège ou une récompense pour trois bonnes actions effectuées dans la journée.
- Accorder des gratifications pour une bonne attitude.
  - Surprendre le jeune en pleine action et reconnaître sa bonne conduite en lui attribuant un boni. Cela compense parfois un mauvais comportement antérieur.
- Ne donner le renforçateur que lorsque le comportement ciblé est présent.
  - Pas de renforcement sans effort. Il ne faut surtout pas donner le renforçateur parce que le jeune s'est amélioré dans la journée, alors qu'il n'a pas respecté son contrat au début de la journée.
- Être généreux dans l'attribution des renforçateurs.
  - Établir des quotas. L'adulte doit donner un minimum de renforçateurs quotidiennement.
- Ne pas tomber dans une escalade punitive. Respecter l'entente récompense-punition.
- Ajuster la liste des récompenses de façon constante. La renouveler pour maintenir la motivation.
- Ne pas utiliser la conséquence ou le retrait des renforçateurs avant la deuxième semaine au minimum.
- Planifier le retrait du renforcement et le remettre en place au besoin.
  - Après six ou huit semaines au minimum, on peut commencer à espacer les renforcements ou à augmenter les exigences pour les atteindre.

Gestion de la classe

Il y a au Québec entre 3 % et 5 % d'enfants souffrant d'un trouble de déficit de l'attention. Chaque enseignant en a probablement un dans sa classe. L'encadrement ainsi que les systèmes d'émulation traditionnels ne suffisent probablement pas pour cet élève. Il a besoin de plus d'encadrement, de stimulation et de motivation. Pour bien se préparer, il faut :

- s'informer sur ce trouble, connaître sa nature, le diagnostic et les traitements pour bien comprendre les limitations de ces enfants et éviter les jugements intempestifs ;
- bien se connaître afin de dominer ses réactions devant les comportements déviants (par exemple pour un enseignant ayant peu de tolérance aux mouvements) ;
- ajuster les demandes aux capacités réelles de l'enfant plutôt qu'à celles que désire l'adulte.

Certaines stratégies ne fonctionneront pas pour tous.

En classe, l'enseignant doit :

- développer un lien avec l'élève ;
- établir un nombre limité de règles (l'enfant doit se sentir encadré) ;
- discuter avec les élèves des conséquences (les conséquences seront alors adaptées à l'âge) ;
- afficher ses règles ainsi que leurs conséquences (éviter les discussions lors des problèmes) ;
- être constant et conséquent lors de l'application ;
- être juste, mais ferme ;
- réagir immédiatement (de façon favorable ou défavorable) ;
- prévenir au lieu de guérir :
  - permettre de bouger (aller aux toilettes, faire des commissions, se tenir debout pour les explications) ;
  - maximiser les forces de l'enfant pour stimuler la motivation (exemple : enfant serviable, bon en dessin) ;
  - placer le bureau près du mur, non loin de vous (éviter les zones très stimulantes : bureau de l'enseignante, aiguisoir, porte, fenêtre) ;
- souligner les comportements adéquats (ce qui encourage les bons comportements et augmente l'estime de soi) ;
- ignorer certains comportements faits involontairement et faisant partie du TDAH, si l'enfant est efficace (par exemple, mauvaise posture, balancement des pieds, etc.) ;
- utiliser des signaux personnalisés (se gratter le nez = arrêter de bouger) ;
- répéter et reformuler plus simplement l'information ;
- utiliser un langage imagé ;
- si l'enfant est opposant : éviter les ordres et les commentaires négatifs qui augmentent cette réaction négative ;
- évaluer les progrès, pas uniquement les résultats ;
- faire des pauses ;

- utiliser l'humour, pas les sarcasmes ;
- rester calme, car l'attitude des adultes influence les enfants.

Gestion des devoirs

Que sont les leçons et les devoirs ? Les leçons servent à mémoriser et à consolider de nouvelles connaissances. Elles font habituellement appel à la lecture et à la mémorisation. Les devoirs servent à pratiquer les nouvelles habiletés acquises. Ils font appel à l'écrit. Les travaux à faire à la maison apprennent à l'enfant à travailler, à faire des efforts intellectuels. C'est la responsabilité de l'enseignant d'assigner ces travaux et de les adapter aux besoins de l'enfant. Par contre, faire les devoirs et les leçons demande le soutien des parents. C'est montrer à votre enfant que vous êtes intéressés à ce qu'il fait et que l'école, c'est important.

Conseils pour les devoirs

- Éviter de paniquer et de mettre de la pression sur l'enfant.
- Prendre une pause santé en arrivant à la maison (recharger vos piles, parler de la journée).
- Établir une routine : même heure, même endroit, même parent si possible.
- Planifier le travail à faire chaque jour, ainsi que le matériel nécessaire.
- Fixer une limite de temps réaliste pour les travaux à faire (demander à l'enseignant le temps normalement alloué pour les travaux).
- Chronométrer le temps de travail avec une minuterie (l'enfant n'a pas la même perception du temps que l'adulte).
- Si le temps presse, favoriser certains travaux et aviser l'enseignant.
- Se souvenir que l'adulte est un guide, pas le partenaire ou l'enseignant de l'enfant. Celui-ci doit se sentir responsable de ses travaux.
- Laisser l'enfant sortir seul le matériel requis.
- Lire avec l'enfant son agenda pour prendre connaissance de sa journée et de ses devoirs. Des signatures sont peut-être requises.
- Ne pas donner la réponse, demander d'expliquer ce qu'il fait.

- Demander à l'enfant de se relire, souligner ses erreurs, ne pas corriger les travaux : l'enseignant doit voir ce que l'enfant comprend.
- Encadrer l'exécution des travaux (technique du sandwich) :
  - débuter par une tâche intéressante ou plus facile ;
  - poursuivre avec une tâche plus difficile ou moins appréciée ;
  - terminer en beauté avec une tâche simple.
- Encourager l'enfant.
- Insister sur la qualité, pas sur la quantité.
- Suggérer de faire un brouillon pour s'exercer, puis le recopier au propre.
- Respecter sa façon de faire ; vérifier auprès de l'enseignant la bonne méthode.
- Permettre à l'enfant de faire ses leçons debout s'il travaille bien ainsi. Les devoirs demandent plus de contrôle et une position de travail plus stable : ils seront donc faits assis.
- Vérifier son sac une fois par semaine.
- Faire des pauses. Une pause constitue un moment où l'enfant ne fait pas ses travaux. Il peut s'agir d'une minute où vous parlez avec lui de sa journée, d'une collation, d'une visite à la salle de bain. Il faut éviter de trop stimuler l'enfant et de le faire décrocher (écouter la télévision, aller jouer dehors), car le retour à l'étude sera plus difficile.
- Si l'enfant n'est pas capable d'exécuter ses travaux dans un laps de temps raisonnable, il faut en parler à l'enseignante qui pourra conseiller le parent ou diminuer la charge de travaux.
- Si l'enfant ne veut pas faire ses devoirs malgré le soutien parental, lui expliquer qu'il s'agit de son travail d'enfant et qu'il est responsable de ses choix. Il subira les conséquences et non le parent.
- Si les devoirs sont trop difficiles de part et d'autre : changer de parent responsable, inscrire l'enfant à la période d'aide aux devoirs, engager un tuteur.
- Les devoirs ne devraient pas être une déclaration de guerre ou un châtiment, mais l'occasion pour l'enfant de travailler à son rythme et de maîtriser son cheminement.

Savoir parler aux parents

Une collaboration entre l'école et la maison permet d'éviter de mauvaises perceptions. Exemple : la famille peut mettre en cause l'enseignant pour les mauvais résultats scolaires de l'enfant. L'enseignant peut croire que la famille cause tous ces problèmes ou encore qu'il faut tenter la médication sans essayer certaines accommodations. Des buts réalistes de part et d'autre permettent d'éviter une escalade.

L'enseignant doit :

• parler d'un enfant et non pas de symptômes ou de médicaments ;
• demander aux parents ce qui fonctionne bien pour l'enfant ; (parler des bons points avant les mauvais) ;
• se rappeler qu'un enfant souffrant d'un trouble de déficit de l'attention, avec ou sans hyperactivité, a fort probablement un parent ayant le même problème (qui est distrait, qui oublie, qui est impulsif) ;
• ajuster le nombre d'échanges avec les parents (trop de mémos ou de téléphones peuvent augmenter l'anxiété des parents) ;
• s'informer sur les méthodes éducatives qui fonctionnent bien avec cet enfant ;
• encourager les deux parents à participer.

Suspension

La suspension de l'école doit être utilisée avec parcimonie, pour des cas de violence graves. Il est préférable de gérer les problèmes de comportement dans les lieux où ils se présentent. Les enfants souffrant d'un TDAH ont besoin de rétroaction immédiate pour comprendre la relation entre leur comportement et ses conséquences. Dans leur cas, une punition à retardement n'est pas efficace. De plus, certains élèves peuvent chercher à être suspendus pour éviter une situation encore plus difficile pour eux (apprentissage, punition, anxiété, taxage) ce qui est contre-productif. La suspension est aussi négative pour la famille, car les parents n'ont pas nécessairement les capacités nécessaires pour garder l'enfant à la maison (ex. absence de leur travail), ce qui provoque encore plus de querelles et de tension avec le milieu scolaire. L'enfant est alors perçu comme un problème et non plus comme une personne ayant besoin d'aide.

Redoublement

Les enfants souffrant d'un trouble de déficit de l'attention obtiennent dans une grande proportion des résultats scolaires inférieurs à leur potentiel cognitif (environ 90 % d'entre eux, d'après Barkley). Leurs faibles résultats sont surtout liés à un rendement variable en classe. Dans environ 25-45 % des cas, cela conduit à un redoublement . D'après une excellente étude faite à l'Université de Montréal, les effets d'un redoublement pendant une année du primaire sont très négatifs. Après un redoublement, les comportements anxieux, inattentifs ou déviants des enfants (garçons ou filles) persistent ou même s'aggravent. Les études concluent en majorité que les effets positifs d'un redoublement s'estompent avec l'âge puisque l'amélioration des résultats scolaires est temporaire et que les redoublants se retrouvent plus tard en situation d'échec.

Si, malgré un encadrement optimal, l'élève se trouve en condition d'échec, il faut prendre en équipe la décision de lui faire reprendre une année. L'équipe-école (direction, spécialistes, enseignant) doit analyser la situation avec les parents. Pour valider un redoublement, le ministère a retenu une condition : pouvoir garantir que l'enfant qui reprend une année pourra acquérir les notions du degré pendant l'année de reprise. Si l'élève présente des besoins pédagogiques particuliers, il doit recevoir de l'aide pour contrer ses difficultés pendant l'année doublée. En aucun temps, le redoublement ne doit être utilisé pour éviter de donner des services spécialisés.

Gestion des examens

Les examens sont une grande source de stress pour bien des enfants. Il arrive souvent que les examens ne reflètent pas les compétences des élèves souffrant d'un TDAH, mais plutôt leur incapacité à réussir. Pour les aider à y faire face, il faut donc :

- apprendre aux élèves à étudier progressivement (ne pas attendre à la dernière minute) ;
- faire des prétests ;
- limiter les stimuli :
  - fermer les rideaux et la porte ;
  - utiliser des paravents, des bureaux séparés ;

- permettre à un élève de s'isoler à la bibliothèque ou dans un local ;
- utiliser des écouteurs (avec ou sans musique) ;
- pendant l'examen, rappeler à tous les élèves de se corriger ;
- coller un mémo sur le bureau de l'élève pour lui rappeler les étapes à suivre dans le test et se corriger ;
- évaluer de plusieurs façons la compréhension (exposé oral, examen écrit, travaux longs, tutorat) ;
- utiliser des questions ouvertes (éviter les réponses par oui ou non) ;
- éviter les « vrai » ou « faux », ou les évaluations minutées ;
- tester fréquemment ;
- donner des minutes supplémentaires au besoin ;
- fournir une liste personnelle de corrections à l'enfant (lettre majuscule au début de la phrase, point à la fin, etc.) ;
- lui permettre d'utiliser une calculatrice, des tables de multiplication pour les tâches plus complexes (éviter de perdre du temps) ;
- laisser des espaces blancs sur les feuilles pour que l'enfant puisse faire un graphique, un dessin ou une preuve ;
- limiter la longueur des textes à écrire ;
- donner des points de récompense pour la présentation du travail (propreté, calligraphie) ;
- permettre à l'enfant d'écrire en cursive ou en lettres attachées.

Plan d'intervention

Les études démontrent que de 25 % à 50 % des enfants souffrant d'un trouble de déficit de l'attention ont besoin d'aide spécialisée à l'école. Il est donc très important de bien comprendre ce qu'est un plan d'intervention. Un plan d'intervention est un outil de planification et de concertation pour répondre aux besoins d'un élève handicapé ou en difficulté. Le ministère de l'Éducation du Québec suggère que l'on dresse un plan d'intervention pour aider un élève handicapé ou en difficulté et ayant besoin d'interventions adaptées pour progresser et réussir à l'intérieur du programme de formation. Le plan d'intervention permet de mobiliser tous les acteurs (élèves, parents, enseignants, intervenants scolaires ou autres) pour adopter ou modifier des stratégies éducatives. Il sert à mettre en place des ressources spécialisées (orthopédagogue, éducatrice spécialisée) ou encore à prendre des décisions concernant le cheminement scolaire de l'élève. Il permet d'informer la commission scolaire des besoins d'aide dans une école pour une distribution équitable des budgets.

Lorsqu'un enseignant observe des difficultés marquées chez un élève (dans son apprentissage, dans ses relations avec les autres, dans la maîtrise de ses émotions), il doit d'abord recueillir les renseignements à sa disposition (résultats d'examens, feuilles de comportement, dossier antérieur de l'élève). Au besoin, il contacte les parents pour discuter de la situation. Cette analyse permet de mettre en place des mesures d'aide primaires.

Quand la circonstance l'exige, l'enseignant et la direction peuvent décider d'évaluer le cas plus en profondeur. On convoque alors les parents et le personnel de l'école et du service de garde, ou tout autre intervenant concerné par l'enfant, pour établir un plan d'intervention.

Les différents intervenants sont alors invités à faire une description de la situation (des forces et des faiblesses de l'enfant) et des objectifs fixés. Ils établissent ensemble les besoins de l'élève.

L'étape suivante est l'établissement du plan d'action : qui fait quoi et comment. On détaille alors les moyens utilisés pour aider l'enfant, on établit une échéance réaliste dans le but d'obtenir les résultats escomptés. Normalement, le plan d'intervention doit être revu à l'échéance pour s'assurer de l'efficacité des moyens ou les modifier.

Références

ABRAMOWITZ, A.J., & O'LEARY, S.G. (1991). « Behavioral interventions for the classroom : Implications for students with ADHD ». *School Psychology Review, 20,* 219-233.

BARKLEY, R. A. (2006). *Attention Deficit Hyperactivity Disorder Handbook,* 3rd ed., New York : Guilford.

GOUPIL, G. (1991). *Le plan d'intervention personnalisé en milieu scolaire.* Boucherville, Québec : Gaëtan Morin éditeur.

PAGANI, L et al : « Effects of grade retention on academic performance and behavioral development ». *Development and Psychopathology* (2001), 13:297-315.

CHAPITRE 7

Trouble de déficit de l'attention et comorbidité psychiatrique

GILLES PELLETIER

La comorbidité se définit comme la présence de difficultés marquées qui s'ajoutent aux problèmes principaux. Si on parle du diabète, on parlera de comorbidité pour désigner les autres problèmes souvent associés à cette maladie: troubles rénaux, troubles cardiaques, hypertension artérielle, etc.

Les troubles d'attention/hyperactivité s'accompagnent de différents autres problèmes énumérés dans le tableau ci-dessous.

Ces difficultés sont plus ou moins présentes chez chaque enfant, mais 80 % de ceux qui souffrent d'un TDAH présentent au moins une comorbidité. C'est donc dire qu'une minorité des enfants atteints de ce trouble auront un simple tableau de troubles d'attention et d'hyperactivité, bien que cela soit déjà très handicapant.

Ces comorbidités peuvent apparaître avant, au même moment ou après les problèmes principaux que sont l'agitation et les difficultés d'attention.

Trouble de déficit de l'attention, avec ou sans hyperactivité, et comorbidité psychiatrique

1. Trouble oppositionnel avec provocation
2. Trouble anxieux
3. Anxiété généralisée
4. Trouble des conduites
5. Troubles de l'humeur
6. Syndrome de Gilles de la Tourette/tics
7. Trouble obsessionnel compulsif
8. Abus de substances

9. Troubles du sommeil

10. Troubles envahissants du développement

Le fait de retrouver ces difficultés chez le même enfant nous incite à poser nombre de questions. Ainsi, la présence d'une grande anxiété chez une personne peut sûrement aggraver ses difficultés d'attention et son agitation. Le fait d'être impulsif peut accroître son anxiété en lui faisant vivre des moments désagréables dont elle se souviendra et qu'elle tâchera d'éviter. Qui n'a jamais dit un mot de trop ou n'a pas pris une décision trop vite ? L'impulsivité joue de drôles de tours et si votre tempérament fait que cela se répète régulièrement, vous serez en mesure de comprendre les enfants souffrant d'un trouble de déficit de l'attention.

Revenons aux comorbidités : il est parfois et même souvent difficile de départager les problèmes. Qu'est-ce qui cause quoi ? Quel problème vient en premier ? Est-ce la même maladie ? Le traitement est-il le même selon la présence ou non d'une de ces difficultés ? Faut-il tout traiter ? Sur quoi doit-on concentrer ses efforts ?

Regardons une à une ces difficultés.

Trouble oppositionnel avec provocation

C'est le problème le plus fréquent chez les enfants souffrant d'un TDAH. On le retrouve chez près d'un enfant sur deux.

Qu'est-ce que l'opposition ? C'est avant tout une **attitude de refus**. L'enfant refuse d'écouter ses parents, argumente, conteste l'autorité. Il embête souvent les autres et fait cela de façon volontaire, du moins le pense-t-on. Il fait porter la responsabilité de ses erreurs ou de sa mauvaise conduite sur ses frères et sœurs, ou même sur ses parents ou ses enseignants.

Il est souvent fâché et peut se montrer méchant. Il est également susceptible et se sent agacé par les autres.

Bien sûr, tout enfant peut se montrer opposant à l'occasion, surtout s'il est fatigué ou qu'il est frustré. On ne parlera d'un trouble oppositionnel que si les **comportements de refus sont intenses et chroniques**, au sens qu'ils se manifestent très fréquemment et que cela nuit au fonctionnement social et scolaire de l'enfant.

Avant de parler d'opposition chez un enfant souffrant d'un trouble de déficit de l'attention, il faut bien l'observer. Souvent, ces enfants portent peu attention à ce que disent les adultes. Il faut alors monter le ton ou répéter. Cela n'est pas nécessairement de l'opposition. Il peut être tout simplement inattentif aux propos des autres ou trop captivé par ses propres idées ou ses sujets de prédilection, comme les jeux vidéo. Il peut aussi manipuler les adultes en ne leur répondant pas, simplement pour parvenir à ses fins. Cela demande donc une bonne observation afin de comprendre la véritable nature de ce comportement.

Il n'est pas facile de traiter cette condition. Certains programmes psychoéducatifs permettent de guider les parents dans leurs interventions auprès de ces enfants. On peut s'informer auprès d'un CLSC pour savoir s'il y est offert. Chose certaine, il faut s'en tenir aux principales exigences envers l'enfant, sinon c'est une guerre à ne plus finir. Il vaut peut-être mieux qu'il prenne son bain plutôt que de ramasser tous ses jouets. Il n'y a pas de médicaments vraiment efficaces pour contrer le trouble d'opposition, mais lorsque nous traitons avec la médication usuelle le trouble de déficit de l'attention, avec ou sans hyperactivité, nous observons une baisse des comportements d'opposition.

Selon le DSM IV, le trouble oppositionnel avec provocation se définit comme suit :

A. Ensemble de comportements négativistes, hostiles ou provocateurs, qui persistent pendant au moins six mois durant lesquels sont présentes quatre des manifestations suivantes (ou plus). L'enfant :
   1. se met souvent en colère ;
   2. conteste souvent ce que disent les adultes ;
   3. s'oppose souvent activement ou refuse de se plier aux demandes ou aux règles ;
   4. embête souvent les autres délibérément ;
   5. fait souvent porter sur autrui la responsabilité de ses erreurs ou de sa mauvaise conduite ;
   6. est souvent susceptible ou facilement agacé par les autres ;
   7. est souvent fâché et plein de ressentiment ;
   8. se montre souvent méchant ou vindicatif.
   Note : On considère qu'un critère est rempli si le comportement survient plus fréquemment qu'on ne l'observe habituellement chez des sujets de même âge et de niveau de développement comparable.

B. La perturbation des conduites entraîne une modification cliniquement significative du fonctionnement social, scolaire ou professionnel.

C. Les comportements décrits en A ne surviennent pas exclusivement au cours d'un trouble psychotique ou d'un trouble de
   l'humeur.

D. Le trouble oppositionnel ne correspond pas aux critères des
   troubles de conduites et si le sujet est âgé de 18 ans ou plus, il
   ne correspond pas non plus à ceux de la personnalité antisociale.

Trouble anxieux

Parmi les enfants souffrant du TDAH, un sur trois présente un
trouble anxieux. De quoi s'agit-il? L'anxiété est un état où l'on
appréhende un danger ou une situation désagréable. Rencontrer
un chien non attaché qui semble vouloir mordre provoque la
peur panique d'être agressé. La personne se sent très mal. Elle
peut alors manifester des signes physiques de stress, palpitations,
sueurs, étourdissements, nausées, pâleur, perte de conscience. Ce
tableau est assez peu fréquent chez l'enfant, bien que celui-ci
puisse également manifester ces malaises physiques.

La personne peut également vivre des manifestations plus
psychiques ou mentales, comme des difficultés à se concentrer,
des pertes de mémoire ou une détresse psychologique.

Le stress peut se vivre de façon momentanée (aiguë) ou de façon
prolongée (chronique). Vivre sur un mode continuel d'appréhension peut désorganiser un mode de vie, amener une plus grande
irritabilité, ainsi que des difficultés de sommeil et d'appétit. La
personne est alors plus susceptible de vivre une dépression.

Le stress est inévitable pour chacun de nous, même pour les
enfants. Ceux-ci doivent répondre à des attentes, que ce soit à l'école,
à la maison ou avec les amis. Vivre un échec n'est jamais plaisant,
que ce soit sur le plan des résultats scolaires ou lors d'une défaite à
l'occasion d'un match sportif. Se faire ridiculiser par les autres ou
se faire disputer constitue des stress que les enfants vivent pénible-
ment et qui se répercutent sur leur comportement et leur humeur.

**Les enfants souffrant d'un TDAH sont sujets à vivre plus
fréquemment ces états de malaise ou d'anxiété,** avec ou sans
facteurs de stress identifiés.

Les enfants ont des peurs normales, mais cela prend parfois
des **proportions démesurées.** Certains développent des peurs
spécifiques, comme celle des araignées, des places publiques, des
ascenseurs, des ponts, des foules, etc. C'est ce qu'on appelle des

phobies. Souvent, cela n'a pas de conséquences. Les enfants ne voient pas d'araignées tous les jours et n'ont pas à prendre l'ascenseur tous les matins.

Un enfant anxieux qui craint la noirceur ou la solitude peut devenir très exigeant et refuser de dormir seul dans son lit. Les parents doivent alors le rassurer au moment du coucher ou accepter sa présence dans leur chambre ou dans leur lit, avec toutes les conséquences que cela comporte sur le plan personnel, familial ou conjugal.

Une des phobies souvent rapportées par les parents est celle de la fréquentation scolaire. Il n'est pas facile de se rendre à l'école, où l'on doit se conformer à des exigences, surtout pour des enfants qui ont peine à demeurer assis et qui ont parfois des difficultés d'apprentissage. L'idée de se rendre à l'école devient pour eux un stress majeur qui n'est pas nécessairement démesuré.

Parfois, les peurs affectent l'ensemble de la vie de l'enfant. Celui-ci est constamment préoccupé soit par ses résultats à l'école, soit par sa compétence dans les sports. Il appréhende les changements comme une menace à son confort. Il se construit des craintes, comme le fait de ne pas être ponctuel. Il s'inquiète de possibles catastrophes, comme des tremblements de terre ou la mort d'un proche parent. Ces enfants recherchent beaucoup l'approbation des autres et demandent d'être constamment rassurés. Ce type de problème s'appelle l'hyperanxiété chez l'enfant ou l'anxiété dite généralisée.

Les enfants anxieux demandent d'être plus souvent rassurés et d'obtenir plus de réponses à leurs inquiétudes. Il faut les prévenir au préalable de tout changement et les confirmer dans leurs succès. Il faut les accompagner dans une juste mesure, car si on les protège trop ou que l'on exagère les dangers, ils deviendront plus anxieux. Dans les cas les plus sévères, il faut songer à une médication. Actuellement, ce sont les antidépresseurs qui sont les plus utilisés à cet effet. On consultera un médecin si on pense que l'anxiété de l'enfant dépasse les limites acceptables.

Le DSM IV donne les critères de diagnostic suivants pour les phobies non spécifiques.

A. Peur persistante et intense, excessive ou à caractère irraisonné, déclenchée par la présence ou l'anticipation de la confrontation à un objet ou à une situation spécifique (prendre l'avion, se retrouver dans les hauteurs, côtoyer des animaux, recevoir une injection, voir du sang).

B. L'exposition au stimulus phobogène provoque de façon quasi systématique une réaction anxieuse immédiate qui peut prendre la forme d'une attaque de panique liée à la situation ou facilitée par la situation.
Note: Chez les enfants, l'anxiété s'exprime par des pleurs, des accès de colère, des réactions de figement ou d'agrippement.

C. Le sujet reconnaît le caractère excessif ou irrationnel de sa peur.
Note: Chez les enfants, ce caractère est souvent absent.

D. La personne évite ou vit la ou les situations phobogènes avec une anxiété ou une détresse intense.

E. L'évitement, l'anticipation anxieuse ou la souffrance dans les situations redoutées perturbe de façon marquée les habitudes de vie de la personne, ses activités professionnelles ou scolaires, ou bien ses activités sociales ou ses relations avec autrui. Cette phobie s'accompagne d'un fort sentiment de souffrance.

F. Pour les personnes de moins de 18 ans, la durée est d'au moins six mois.

G. L'anxiété, les attaques de panique ou l'évitement phobique associé à l'objet ou à la situation spécifique ne sont pas mieux expliqués par un autre trouble mental, comme un trouble obsessionnel compulsif (par exemple la crainte de la saleté de quelqu'un, avec une hantise de contamination), un état de stress post-traumatique (par exemple l'évitement des stimuli liés à un facteur de stress sévère), un trouble d'anxiété de séparation (par exemple l'évitement de l'école), une phobie sociale (par exemple l'évitement de situations sociales en raison de la crainte de l'embarras), un trouble panique avec agoraphobie ou une agoraphobie sans antécédents de trouble panique.

Anxiété généralisée

A. Anxiété et soucis excessifs (attente avec appréhension), survenant la plupart du temps durant au moins six mois, concernant un certain nombre d'événements ou d'activités (travail ou résultats scolaires).

B. La personne éprouve de la difficulté à dominer cette préoccupation.

C. L'anxiété et les soucis sont associés à trois (ou plus) des six symptômes suivants (dont au moins certains symptômes présents la plupart du temps durant les six derniers mois) : *Note* : Chez l'enfant, on trouve souvent un seul de ces symptômes.

   1. agitation ou sensation d'être survolté ou à bout de nerfs ;
   2. fatigabilité ;
   3. difficultés de concentration ou de mémoire ;
   4. irritabilité ;
   5. tension musculaire ;
   6. perturbation du sommeil (difficultés d'endormissement ou sommeil interrompu ou encore sommeil agité et non satisfaisant).

D. L'objet de l'anxiété et des soucis ne se limite pas aux manifestations d'un trouble de l'axe 1. Ainsi, l'anxiété ou la préoccupation ne consiste pas à avoir une attaque de panique (comme dans le trouble panique), à être gêné en public (comme dans la phobie sociale), à être contaminé (comme dans le trouble obsessionnel compulsif), à être loin de son domicile ou de ses proches (comme dans le trouble d'anxiété de séparation), à prendre du poids (comme dans l'anorexie mentale), à avoir de multiples plaintes somatiques (comme dans le trouble de somatisation) ou à avoir une maladie grave (comme dans l'hypocondrie). De plus, l'anxiété et les préoccupations ne surviennent pas exclusivement au cours d'un état de stress post-traumatique.

E. L'anxiété, les soucis ou les symptômes physiques entraînent une grande souffrance ou une altération du fonctionnement social ou professionnel, ou lié à d'autres domaines importants.

F. La perturbation n'est pas liée aux effets physiologiques directs d'une substance (par exemple une substance donnant lieu à des abus, comme un médicament) ou d'une affection médicale générale (par exemple l'hyperthyroïdie) et elle ne survient pas exclusivement au cours d'un trouble de l'humeur, d'un trouble psychotique ou d'un trouble envahissant du développement.

Trouble des conduites

Ce trouble est caractérisé avant tout par le manque de respect envers les autres. Cela se traduit par des gestes agressifs, des bagarres ou des gestes cruels envers les gens ou les animaux. L'enfant brise les objets des autres, fait des vols, ment. Il ne rentre pas aux heures souhaitées.

Pour parler d'un trouble des conduites, il faut que ce type de comportements soit fréquent et non pas occasionnel. S'il ne survient que quelques fois dans l'année, on ne parlera pas de trouble des conduites. Le comportement problématique doit également occasionner des difficultés chez l'enfant, même s'il considère souvent que la faute appartient aux autres.

Les enfants présentant un TDAH avec un trouble des conduites ont souvent des parents qui présentent la même impulsivité et les mêmes difficultés à respecter les conventions sociales. Des enfants impulsifs qui vivent au contact de parents impulsifs, eux-mêmes souvent aux prises avec des problèmes de drogues et de consommation excessive d'alcool, se trouvent dans une situation propice à la violence physique et verbale. Le contact, dans un même quartier, d'enfants aux prises avec les mêmes difficultés augmente le risque d'imiter les mauvais comportements, soit par bravade, soit simplement pour se faire respecter ou pour s'intégrer au groupe. Ces comportements expriment souvent la colère ou les frustrations de ces jeunes qui s'expriment peu par la parole.

Le traitement est surtout d'ordre éducatif. Par le biais d'intervenants, notamment des éducateurs, les jeunes apprennent à mieux comprendre les règles sociales et à mieux exprimer leurs sentiments, particulièrement leurs frustrations. C'est un travail de longue haleine qui oblige à beaucoup répéter, mais qui offre l'espoir d'un meilleur devenir.

Selon le DSM IV, le trouble des conduites se définit comme suit :

A. Ensemble de conduites, répétitives et persistantes, dans lequel sont bafoués les droits fondamentaux d'autrui ou les normes et règles sociales correspondant à l'âge du sujet, comme en témoigne la présence de trois des critères suivants (ou plus) au cours des 12 derniers mois, et d'au moins un de ces critères au cours des six derniers mois.

Agressions envers des personnes ou des animaux

La personne :

1. brutalise, menace ou intimide souvent d'autres personnes ;
2. commence souvent des bagarres ;
3. a utilisé une arme pouvant blesser sérieusement autrui (un bâton, une brique, une bouteille cassée, un couteau, une arme à feu) ;
4. a fait preuve de cruauté physique envers des personnes ;
5. a fait preuve de cruauté physique envers des animaux ;
6. a commis un vol en affrontant la victime (agression, vol de sac à main, extorsion d'argent, vol à main armée) ;
7. a contraint quelqu'un à avoir des relations sexuelles.

Destruction de biens matériels

La personne :

8. a délibérément mis le feu avec l'intention de provoquer des dégâts importants ;
9. a délibérément détruit le bien d'autrui (autrement qu'en y mettant le feu).

Fraude ou vol

La personne :

10. a pénétré par effraction dans une maison, un bâtiment ou une voiture appartement à autrui ;
11. ment souvent pour obtenir des biens ou des faveurs ou pour échapper à des obligations (par exemple, elle « arnaque » les autres) ;
12. a volé des objets d'une certaine valeur sans affronter la victime (par exemple vol à l'étalage sans destruction ou effraction ; contrefaçon).

Violations graves de règles établies

La personne :

13. reste dehors tard la nuit en dépit de l'interdiction des parents et cela, avant l'âge de 13 ans ;
14. a fugué et passé la nuit dehors au moins à deux reprises, alors qu'elle vivait chez ses parents ou en placement familial (ou a fugué une seule fois sans rentrer à la maison pendant une longue période) ;
15. fait souvent l'école buissonnière et cela, avant l'âge de 13 ans.

B. La perturbation du comportement altère de façon marquée le fonctionnement social, scolaire ou professionnel.

C. Si le sujet est âgé de 18 ans ou plus, le trouble ne répond pas aux critères de la personnalité antisociale.

Troubles de l'humeur

Par définition, l'enfant hyperactif est souvent impulsif. Il est fréquemment à la merci des événements qui le perturbent. Une frustration, un « non », une déception, tout cela peut le rendre irritable, agressif, de mauvaise humeur, la larme à l'œil. Il s'agit peut-être d'une réaction momentanée, mais si cela se prolonge ou se répète, on songera à un trouble dépressif. Le jeune peut avoir des idées noires et vouloir se tuer. Il présente un ralentissement de son fonctionnement général, a de la difficulté à se concentrer et ses notes baissent à l'école. Il dort mal et perd l'appétit.

Il est rare de voir un tableau dépressif sévère chez des jeunes de moins de 13 ans. Cela survient surtout lors de circonstances pénibles, comme des mauvais traitements ou des agressions sexuelles. C'est plus à l'adolescence qu'on commence à voir le tableau typique de la dépression et de l'état maniaque.

Qu'est-ce que l'état maniaque? C'est un autre trouble de l'humeur, caractérisé par une euphorie ou un état exalté, combiné avec de l'agitation et des troubles de sommeil. La personne se sent toute puissante, sans limites, et elle enfreint les règles sociales.

On constate parfois cet état chez les enfants, mais c'est relativement rare.

Quand il y a alternance d'états dépressifs et maniaques, on parle d'un trouble bipolaire ou maladie maniaco-dépressive.

Des études récentes tendent à démontrer que certains enfants souffrant d'un TDAH présentent en fait des troubles bipolaires à début précoce. Ce serait le lot de ces enfants qui présentent des crises d'agressivité très sévères, avec tous les troubles d'attention et d'hyperactivité associés. Actuellement, il n'y a pas de preuves certaines que ces enfants présentent un trouble bipolaire semblable à celui de l'adulte. Par contre, on sait que certains jeunes souffrant d'un trouble de déficit de l'attention souffrent davantage de troubles bipolaires en vieillissant, notamment à l'adolescence. Il n'est toujours pas possible de distinguer ceux qui risquent le plus de présenter cet état. Les craintes sont plus élevées quand les parents ont eux-mêmes reçu un diagnostic de trouble bipolaire.

Lorsque nous concluons à un état dépressif majeur ou à un trouble bipolaire, nous prescrivons certains médicaments, comme les antidépresseurs ou les stabilisateurs de l'humeur, ou même des antipsychotiques.

L'adolescent qui est à la fois hyperactif et maniaque nous oblige à nous demander quoi traiter en premier. Aujourd'hui, les médecins recommandent de traiter d'abord le trouble de l'humeur et de voir si cela suffit. Quand l'enfant continue à montrer des troubles d'attention et de l'hyperactivité, on le traite aussi pour cette affection.

Critères diagnostiques du DSM IV
Épisode dépressif majeur

A. Au moins cinq des symptômes suivants doivent être présents pendant une période de deux semaines et avoir représenté un changement par rapport au fonctionnement antérieur ; au moins un des symptômes est soit (1) une humeur dépressive, soit (2) une perte d'intérêt ou de plaisir.

Note : ne pas inclure des symptômes qui sont imputables à une affection médicale générale, à des idées délirantes ou à des hallucinations non congruentes à l'humeur.

1. Humeur dépressive présente pratiquement toute la journée, presque tous les jours, signalée par le sujet (la personne se sent triste ou vide) ou observée par les autres (pleurs).
   Note : irritabilité chez l'enfant et l'adolescent.

2. Diminution marquée de l'intérêt ou du plaisir pour toutes les activités ou presque, pendant toute la journée et tous les jours ou presque (signalée par le sujet ou observée par les autres).

3. Perte ou gain de poids marqués en l'absence de régime (modification du poids corporel en un mois qui excède 5 % du poids originel), ou diminution ou augmentation de l'appétit presque tous les jours.

Note : chez l'enfant, prendre en compte l'absence de l'augmentation de poids attendue.

4. Insomnie ou hypersomnie presque tous les jours.

5. Agitation ou ralentissement psychomoteur presque tous les jours (constaté par les autres, non limité à un sentiment subjectif de fébrilité ou de ralentissement intérieur).

6. Fatigue ou perte d'énergie presque tous les jours.

7. Sentiment de dévalorisation ou de culpabilité excessive ou inappropriée (qui peut être délirante) presque tous les jours (et pas seulement se faire grief ou se sentir coupable d'être malade).

8. Diminution de l'aptitude à penser ou à se concentrer ou indécision presque tous les jours (signalée par le sujet ou observée par les autres).

9. Pensées de mort récurrentes (pas seulement une peur de mourir), idées suicidaires sans plan précis ou tentative de suicide ou plan précis pour se suicider.

B. Les symptômes ne répondent pas aux critères d'épisodes mixtes, soit la présence simultanée d'un épisode dépressif et d'un épisode maniaque.

C. Les symptômes induisent une souffrance cliniquement significative ou une altération du fonctionnement social, professionnel ou dans d'autres domaines importants.

D. Les symptômes ne sont pas imputables aux effets physiologiques d'une substance (substance donnant lieu à abus, médicament) ou d'une affection médicale générale (par exemple l'hypothyroïdie).

E. Les symptômes ne sont pas mieux expliqués par un deuil, c'est-à-dire après la mort d'un être cher, les symptômes persistent pendant plus de deux mois ou s'accompagnent d'une altération marquée du fonctionnement, de préoccupations morbides, de dévalorisation, d'idées suicidaires, de symptômes psychotiques ou de ralentissement psychomoteur.

Épisode maniaque

A. Une période nettement délimitée durant laquelle l'humeur se modifie de façon anormale et persistante (euphorie, enthousiasme ou irritabilité) pendant au moins une semaine (ou toute autre durée si une hospitalisation s'avère nécessaire).

B. Au cours de cette période de perturbation de l'humeur, au moins trois des symptômes suivants (quatre si l'humeur est seulement irritable) persistent avec intensité:

1. estime de soi exagérée ou idées de grandeur;
2. réduction du besoin de sommeil (le sujet se sent reposé après seulement trois heures de sommeil);
3. plus bavard que d'habitude ou désir de parler constamment;

4. pensées fugaces ou sensation subjective que les pensées défilent;
5. distractivité (l'attention est facilement attirée par des stimuli extérieurs sans importance ou insignifiants);
6. augmentation de l'activité orientée vers un but (social, professionnel, scolaire ou sexuel) ou agitation psycho-motrice;
7. engagement excessif dans des activités agréables, mais à potentiel élevé de conséquences dommageables (le sujet se lance sans retenue dans des achats inconsidérés, des conduites sexuelles inconséquentes ou des investissements commerciaux déraisonnables);

C. Les symptômes ne répondent pas aux critères d'un épisode mixte, soit la présence simultanée d'un épisode dépressif et d'un épisode maniaque.

D. La perturbation de l'humeur est suffisamment sévère pour entraîner une altération marquée du fonctionnement professionnel, des activités ou des relations sociales, ou pour nécessiter l'hospitalisation afin de prévenir des conséquences dommageables pour le sujet ou pour autrui; ou bien il existe des caractéristiques psychotiques.

E. Les symptômes ne sont pas liés aux effets physiologiques directs d'une substance (une substance donnant lieu à abus, un médicament ou autre traitement) ou d'une affection médicale générale (par exemple l'hyperthyroïdie).
Note: lors du diagnostic d'un trouble bipolaire, on ne devrait pas prendre en compte les épisodes qui ressemblent à de la manie et qui se révèlent causés par un traitement somatique de la dépression (médicaments, électrochocs ou photo-thérapie).

Syndrome de Gilles de la Tourette/tics

On estime que 30 % des enfants souffrant d'un TDAH présentent des tics. Il s'agit de mouvements involontaires, souvent non perçus par l'enfant, qui surviennent rapidement et qui ont tendance à se répéter. Les tics chez l'enfant présentant un trouble de déficit de l'attention consistent souvent à se gratter le nez, à se ronger les ongles ou à se faire craquer les jointures des doigts. Ils peuvent aussi prendre d'autres formes, clignements d'yeux ou mouvements de la tête, des épaules, de la bouche ou des jambes. Souvent, les parents consultent un spécialiste des yeux, car l'enfant ne fait que cligner ses paupières ou s'agrandir les yeux. Finalement, on découvre qu'il s'agit de tics, qu'on appelle des **tics moteurs**.

Si ces tics produisent un son, on les appelle **tics vocaux**, par exemple renifler, se racler la gorge, siffler, imiter des sons d'animaux. S'il y a présence de tics moteurs et vocaux chez le même enfant, on parle d'un syndrome de Gilles de la Tourette (SGT).

L'hyperactivité et les troubles d'attention sont souvent associés au syndrome de la Tourette. La moitié des enfants atteints de ce syndrome présentent un trouble de déficit de l'attention. Le SGT commence souvent par de l'hyperactivité, vers l'âge de 3 ou 4 ans, bien que plusieurs bébés qui développeront ce syndrome sont déjà de tempérament difficile, manifestant des problèmes de sommeil dès les premiers mois de leur vie. Les tics apparaissent quelques années plus tard, ainsi que les troubles obsessifs compulsifs. Certains auteurs mentionnent que l'hyperactivité des enfants souffrant du SGT est moins typique que celle des enfants souffrant d'un trouble de déficit de l'attention, dans le sens que leur agitation semble apparaître plus par bouffées au lieu d'être continuellement présente. Toutefois, cela n'est pas encore prouvé.

Dans le syndrome de Gilles de la Tourette, on observe souvent des troubles anxieux, des obsessions compulsions, des troubles de sommeil, des troubles d'apprentissage qui peuvent également se rencontrer chez l'enfant souffrant du trouble de déficit de l'attention. On peut aussi retrouver tous ces symptômes chez les enfants souffrant d'un trouble envahissant du développement (TED), dont on reparlera. Certains chercheurs pensent que le SGT est une forme moins sévère du trouble envahissant du développement. Le cerveau est un organe nettement plus complexe que le foie ou le cœur, et son fonctionnement peut être perturbé par de nombreuses causes, tant physiques que psychologiques. Le cerveau ressemble à une boule de gélatine dont les limites de chaque partie sont difficiles à déterminer et dont le fonctionnement varie selon l'âge et les traumatismes, ce qui fait que les problèmes de chaque enfant sont différents.

Les tics peuvent être présents dans d'autres maladies et il faut une consultation chez un spécialiste pour en connaître la ou les causes.

Il est rarement nécessaire de traiter les tics chez l'enfant hyperactif. Cela est plus indiqué pour les enfants qui présentent un SGT, surtout lorsque les tics sont marqués au point de nuire au fonctionnement de l'enfant.

Selon le DSM IV, le diagnostic du syndrome de Gilles de la Tourette doit comporter les éléments suivants :

A. Présence de tics moteurs multiples et d'un ou plusieurs tics vocaux, à un moment quelconque au cours de l'évolution de la maladie, mais pas nécessairement de façon simultanée (un tic est un mouvement – ou une vocalisation – soudain, rapide, récurrent, non rythmique et stéréotypé.)

B. Les tics surviennent à de nombreuses reprises au cours de la journée (généralement par bouffées), presque tous les jours ou de façon intermittente pendant plus d'une année durant laquelle il n'y a jamais eu d'intervalle sans tics de plus de trois mois consécutifs.

C. La perturbation entraîne une souffrance marquée ou une altération du fonctionnement social et professionnel, ou dans d'autres domaines importants.

D. Le phénomène commence avant l'âge de 18 ans.

E. La perturbation n'est pas liée aux effets physiologiques directs d'une substance (par exemple stimulants) ni à une affection médicale générale (par exemple la chorée de Huntington ou une encéphalite virale).

Trouble obsessionnel compulsif

Les obsessions sont des idées qui s'imposent à la pensée et sur lesquelles la personne n'a pas de maîtrise. Même si elle veut s'en débarrasser, les idées sont là et reviennent sans cesse. Souvent, elles obligent la personne à accomplir certaines choses, comme de vérifier constamment le rond de la cuisinière pour s'assurer qu'il est bien éteint. Ces gestes ou actions s'appellent des compulsions. Les obsessions chez les enfants peuvent prendre la forme de compulsions. Certains pensent que leurs mains sont sales et qu'il faut les laver constamment. D'autres vérifient sans cesse s'il n'y a pas de fautes dans leur dictée. D'autres encore pensent constamment à la nourriture, au sexe, à leur poids, à des thèmes agressifs. Beaucoup de peurs prennent un caractère obsédant.

Les troubles obsessifs compulsifs sont peu fréquents chez l'enfant souffrant d'un TDAH, mais le sont beaucoup plus chez ceux pour qui ce trouble est associé à un syndrome de la Tourette ou à un trouble envahissant du développement.

Les troubles obsessifs compulsifs sont également moins présents chez les jeunes enfants et apparaissent plus à l'adolescence.

Parfois, on parle de traits obsessifs compulsifs lorsqu'on observe des comportements de nature rigide sans qu'on puisse parler d'idées ou de gestes. Une mère m'a déjà relaté que son bébé n'acceptait de boire qu'au sein gauche et jamais au droit... Par la suite, il est devenu un enfant rigide et facilement anxieux, en plus d'être hyperactif.

Le traitement des troubles obsessifs compulsifs consiste surtout en des méthodes dites cognitivo-comportementales. Par la pensée, l'enfant ou l'adolescent apprend à se départir de ses obsessions compulsions. Le problème, pour les parents, consiste à trouver la personne-ressource qui maîtrise cette technique encore peu utilisée chez les enfants. L'autre avenue est la médication, dont les antidépresseurs et les antipsychotiques atypiques, ou parfois les deux combinés.

Critères du DSM IV pour le trouble obsessionnel compulsif

A. Existence d'obsessions ou de compulsions

Les obsessions sont définies par :

1. des pensées, des impulsions ou des représentations récurrentes et persistantes qui, à certains moments, sont ressenties comme intrusives et inappropriées et qui entraînent une anxiété ou une détresse marquée ;
2. ces pensées, impulsions ou représentations ne sont pas simplement des préoccupations excessives concernant les problèmes de la vie réelle ;
3. le sujet fait des efforts pour ignorer ou réprimer ces pensées, impulsions ou représentations ou pour les neutraliser par d'autres pensées ou actions ;
4. le sujet reconnaît que les pensées, impulsions ou représentations obsédantes proviennent de sa propre activité mentale (elles ne sont pas imposées de l'extérieur, comme dans les cas de pensées imposées).

Les compulsions sont définies par :

1. des comportements répétitifs (lavage de mains, ordonnancement, vérification) ou des actes mentaux (prier, compter, répéter des mots silencieusement) que le sujet se sent poussé à accomplir en réaction à une obsession ou selon certaines règles qui doivent être appliquées de manière inflexible ;

2. ces comportements ou ces actes mentaux sont destinés à neutraliser ou à diminuer le sentiment de détresse ou à empêcher un événement ou une situation redoutés ; cependant, ces comportements ou ces actes mentaux sont sans relation réaliste avec ce qu'ils se proposent de neutraliser ou de prévenir, ou encore ils sont manifestement excessifs.

B. À un moment, durant l'évolution du trouble, le sujet reconnaît que ses obsessions ou ses compulsions sont excessives ou irraisonnées.
Note : cela ne s'applique pas aux enfants.

C. Les obsessions ou compulsions sont à l'origine de sentiments marqués de détresse, elles entraînent une perte de temps considérable (prenant plus d'une heure par jour) ou interfèrent de façon marquée avec les activités habituelles du sujet, son fonctionnement professionnel ou scolaire, ou encore ses activités ou relations sociales habituelles.

D. Si un autre trouble de l'axe 1 est présent, le thème des obsessions ou des compulsions n'est pas limité à ce dernier (par exemple une préoccupation liée à la nourriture quand il s'agit d'un trouble des conduites alimentaires ; le fait de s'arracher les cheveux en cas de trichotillomanie ; une inquiétude concernant l'apparence en cas de peur d'une dysmorphie corporelle ; une préoccupation marquée à propos de drogues quand il s'agit d'un trouble lié à l'utilisation d'une substance ; la crainte d'avoir une maladie sévère en cas d'hypocondrie ; une préoccupation à propos de besoins sexuels impulsifs ou de fantasmes en cas de paraphilie ; ou ruminations de culpabilité quand il s'agit d'un trouble dépressif majeur).

E. La perturbation ne résulte pas des effets physiologiques directs d'une substance donnant lieu à un abus ou un médicament, ni d'une affection médicale générale.

Troubles liés à l'utilisation d'une substance et troubles induits par une substance

Les jeunes souffrant d'un TDAH risquent beaucoup plus que d'autres d'adopter des comportements de toxicomanes. Pourquoi? Nous avons peu de réponses à cela. On suggère toutefois quelques hypothèses. Nombre de gens ayant des tics ne le savent pas et ce sont les autres qui leur disent qu'ils en ont. Il en est souvent ainsi pour l'anxiété et bien des jeunes anxieux se traitent en prenant des drogues, comme la marijuana (très facile d'accès), la nicotine (cigarettes) ou l'alcool (bières, vins), qui apaisent un état de malaise mal identifié. Le problème, c'est que cette solution n'est que temporaire et crée de nouveaux ennuis physiques et psychologiques qui augmentent l'ensemble des problèmes. La vie d'un enfant souffrant d'un TDAH n'est pas de tout repos. Son impulsivité associée à son anxiété et au manque de sens critique par rapport à lui-même fait en sorte que l'enfant a besoin d'un soulagement pour s'apaiser et ces substances lui procurent un état de bien-être qu'il a du mal à ressentir au naturel. C'est le candidat idéal pour consommer drogues et alcool. Or, cette consommation est la cause d'un grand nombre de vols et d'actes de violence.

L'enfant souffrant d'un TDAH risque beaucoup plus d'abuser de ces substances, surtout à l'adolescence. Déjà immature par rapport aux autres et ayant plus de difficulté à se faire des amis, il est davantage tenté d'essayer les drogues et d'y rester accroché. Mon expérience me porte à croire que les enfants souffrant du trouble de déficit de l'attention et du syndrome de la Tourette risquent, plus encore que les autres, de présenter des problèmes de toxicomanie. Cependant, il n'y a encore aucune étude portant sur ce sujet.

Certains médecins prétendent que le fait de traiter le TDAH avec des psychostimulants comme le *Ritalin*™ diminue le danger de développer ces abus. Cependant, les dernières études ne le prouvent pas. Il vaut mieux tout faire pour diminuer le stress chez ces enfants et les aider à développer une estime de soi en les soutenant pendant des années, ne serait-ce qu'en les regardant au bord de la patinoire, au terrain de soccer ou lors d'autres activités. Avec le soutien des parents dans le quotidien et par l'exercice de loisirs sains, les enfants se forgent une identité plus solide qui les aide ensuite à éviter les pièges de l'alcool ou de la drogue.

Petit avertissement : des petits ou des grands débrouillards utilisent les médicaments comme le *Ritalin*™ à courte action à des fins de dopage. Les stimulants comme le méthylphénidate ou les amphétamines peuvent donner des sensations recherchées par les toxicomanes. Il faut donc exercer une certaine prudence chez les adolescents qui seraient tentés par la chose…

Le traitement des jeunes adolescents aux prises avec un problème de drogues se fait surtout par l'entremise de cliniques spécialisées que l'on peut connaître par l'entremise des centres locaux de services communautaires (CLSC).

Critères du DSM-IV, troubles liés aux substances

Critères de dépendance à une substance

Mode d'utilisation inadapté d'une substance conduisant à une altération du fonctionnement ou à une souffrance, cliniquement significative, caractérisée par la présence de trois (ou plus) des manifestations suivantes, à un moment quelconque d'une période continue de 12 mois :

1. tolérance, définie par l'un des symptômes suivants :
   a. besoin de quantités notablement plus fortes de la substance pour obtenir une intoxication ou l'effet désiré ;
   b. effet notablement diminué en cas d'utilisation continue d'une même quantité de la substance.
2. sevrage caractérisé par l'une ou l'autre des manifestations suivantes :
   a. syndrome de sevrage caractéristique de la substance (voir critères A et B des critères de sevrage à une substance spécifique) ;
   b. la personne absorbe la même substance (ou une substance très proche) pour soulager ou éviter les symptômes de sevrage.
3. la substance est souvent prise en quantité plus grande que prévu ou pendant une plus longue période ;
4. il y a un désir persistant, ou des efforts infructueux, pour diminuer ou maîtriser l'utilisation de la substance ;
5. la personne passe beaucoup de temps aux activités nécessaires pour obtenir la substance (consultation de nombreux médecins ou déplacement sur de longues distances), à utiliser le produit (par exemple, elle fume sans discontinuer) ou à récupérer de ses effets ;

6. la personne abandonne ou réduit ses activités sociales, professionnelles ou de loisirs à cause de l'utilisation de la substance;
7. la personne continue d'utiliser la substance bien qu'elle sache avoir un problème psychologique ou physique persistant ou récurrent susceptible d'avoir été causé ou exacerbé par la substance en question (poursuite de la prise de cocaïne bien que la personne admette une dépression liée à la cocaïne ou poursuite de la prise de boissons alcoolisées bien que le sujet reconnaisse l'aggravation d'un ulcère du fait de la consommation d'alcool).

Spécifier si:

avec dépendance physique: présence d'une tolérance ou d'un sevrage (c'est-à-dire des éléments 1 ou 2);

sans dépendance physique: absence de tolérance ou de sevrage (c'est-à-dire tant de l'élément 1 que de l'élément 2).

Critères de l'abus d'une substance

A. Mode d'utilisation inadéquat d'une substance qui conduit à une modification du fonctionnement ou à une souffrance cliniquement marquée et qui se caractérise par la présence d'au moins une des manifestations suivantes, dans une période de 12 mois:

1. utilisation répétée d'une substance conduisant à l'incapacité de remplir des obligations majeures au travail, à l'école ou à la maison (absences répétées ou mauvais résultats au travail du fait de l'utilisation de la substance, absences, exclusions temporaires ou définitives de l'école, négligence envers les enfants ou les tâches ménagères);
2. utilisation répétée d'une substance dans des situations où cela peut être physiquement dangereux (en conduisant une voiture ou en faisant fonctionner une machine, alors qu'on est sous l'influence d'une substance);
3. problèmes judiciaires répétés liés à l'utilisation d'une substance (par exemple arrestations pour comportement anormal en rapport avec l'utilisation de la substance);
4. utilisation de la substance malgré des problèmes interpersonnels ou sociaux persistants ou récurrents, causés ou exacerbés par les effets de la substance (par exemple, disputes avec le conjoint à propos des conséquences de l'intoxication, bagarres, etc.);

5. Les symptômes n'ont jamais atteint, pour cette classe de substance, les critères de la dépendance à une substance.

Critères de l'intoxication à une substance

A. Développement d'un syndrome réversible, propre à une substance et lié à l'ingestion récente de cette substance ou à l'exposition à cette substance.
Note: Des substances différentes peuvent produire des syndromes similaires ou identiques.

B. Changements comportementaux ou psychologiques, inadaptés, cliniquement significatifs, liés aux effets de la substance sur le système nerveux central (agressivité, labilité de l'humeur, altérations cognitives, altération du jugement, modification du fonctionnement social ou professionnel) qui se développent pendant ou peu après l'utilisation de la substance.

C. Les symptômes ne sont pas liés à une affection médicale générale et ne sont pas mieux expliqués par un autre trouble mental.

Critères du sevrage à une substance

A. Développement d'un syndrome propre à une substance et lié à l'arrêt (ou à la réduction) de l'utilisation prolongée et massive de cette substance.

B. Le syndrome propre à la substance cause une souffrance cliniquement significative ou une altération du fonctionnement social ou professionnel ou dans d'autres domaines importants.

C. Les symptômes ne sont pas liés à une affection médicale générale et ne sont pas mieux expliqués par un autre trouble mental.

Troubles du sommeil

Pauvres parents! Pauvre enfant! Le sommeil et le TDAH ne font pas bon ménage. Les parents le savent. Souvent, cela commence par des nuits blanches ou des couchers d'enfer. Les enfants ne dorment tout simplement pas ou très peu ou encore très mal. Dès qu'on les retire de nos bras pour les mettre dans leur lit, ils se réveillent! Nombre de parents connaissent la technique de la

sécheuse (pas « dans », mais bien « sur » l'appareil) ou les prome-
nades en auto pour tâcher de calmer les petits ou de les faire
dormir. Ceux-ci ont également beaucoup de difficultés à faire
des siestes à la garderie. Pauvres éducatrices qui espéraient enfin
un moment de calme...

Les enfants souffrant d'un TDAH ont de la difficulté à
s'endormir. Les causes de ce phénomène sont encore peu connues, mais on soupçonne un dérèglement des hormones
(mélatonine).

Vers l'âge de 3 ou 4 ans, ces enfants voient souvent leurs nuits
perturbées par du somnambulisme (marcher endormi), du
bruxisme (grincer des dents) ou des terreurs nocturnes (éveils
en état de panique).

Ils présentent souvent de l'énurésie (pipi au lit) et leur sommeil est agité, comme le prouvent les couvertures sur le plancher
au petit matin.

La nuit n'est pas finie que déjà ils se réveillent, souvent très tôt
le matin, avant les parents.

Dormir tous ensemble dans la caverne ou dans la même tente
ferait le bonheur de ces enfants qui préfèrent la compagnie des
autres pour dormir plutôt que de s'isoler dans leur chambre !
Que faire ? Trouver un compromis ? Suivre la même routine
chaque soir ? Installer des veilleuses ? Laisser une petite musique,
car trop de silence les stimule ? Leur faire prendre des produits
naturels, comme de la verveine ou de la mélatonine ou encore
des médicaments comme la clonidine ou la trazodone ? Une
bonne discussion avec le médecin aide à trouver une solution
pour en arriver à un sommeil réparateur pour tous.

Troubles envahissants du développement (autisme)

Les enfants qui présentent un trouble envahissant du développement (TED), qu'on appelait autrefois « autisme », ont très
souvent des difficultés d'attention et d'hyperactivité. Il n'est pas
toujours facile de les distinguer de ceux qui présentent un TDAH
ou même un syndrome de la Tourette. Tous ces troubles peuvent
se présenter chez le même enfant et l'intensité de chaque problème varie.

Les enfants présentant un TED grandissent avec des difficultés
ou des particularités qui les distinguent des autres, surtout dans
leur capacité de communication et de socialisation. On les décrit

comme vivant dans leur bulle, ayant peu de contacts visuels et manquant d'intérêt pour le monde extérieur, sauf parfois dans certains domaines, comme les animaux, les arts plastiques ou la musique. Ils ont souvent des difficultés sensorielles, comme une grande sensibilité aux bruits ou une incapacité de supporter les étiquettes de vêtements. Ils peuvent se montrer très capricieux sur le plan alimentaire, refusant plusieurs aliments. Leur motricité est souvent particulière. Ainsi, on voit la présence de certains mouvements, appelés des stéréotypies, comme le battement des mains ou des bras. Ils présentent parfois des tics ou carrément de l'hyperactivité.

Souvent « dans la lune », ils ont peu d'intérêt à communiquer avec les autres et se font peu d'amis. Ils sont peu sensibles aux autres. Leur attention est très variable : s'ils sont intéressés, ils peuvent passer des heures à faire la même activité sans être agités. Par contre, s'ils n'y trouvent aucun intérêt, ils deviennent agités, distraits. Actuellement, il est impossible de bien saisir les différences dans les capacités d'attention entre les enfants qui présentent un TDAH et ceux qui présentent un trouble envahissant du développement. La présence dans la même famille de frères et de sœurs qui souffrent soit d'un TDAH soit d'un TED ou les deux à la fois, suggère que des facteurs communs, notamment des facteurs génétiques, contribuent à l'apparition de problèmes qui se ressemblent.

Les parents qui croient que leur enfant présente un trouble envahissant du développement peuvent s'adresser au Centre de réadaptation en déficience intellectuelle (CRDI) de leur région ou contacter leur centre local de services communautaires (CLSC) afin d'obtenir une aide d'appoint, tant pour l'enfant et l'adolescent que pour les parents.

Selon le DSM IV, voici les critères pour les différents sous-groupes qu'on retrouve dans les troubles envahissants du développement. Ces critères ne sont pas tous acceptés par les médecins ou les chercheurs. La principale différence entre le syndrome autistique et le syndrome d'Asperger est que les enfants atteints d'un syndrome d'Asperger ne présentent pas de retard marqué du langage ou de l'intelligence.

Trouble autistique

A. Un total de six (ou plus) parmi les éléments décrits en 1, 2 et 3 :

1. Modification qualitative des interactions sociales, comme en témoignent au moins deux des éléments suivants :

   a. modification marquée des comportements non verbaux pour réguler les interactions sociales (contact oculaire, mimiques faciales, postures corporelles, gestes) ;

   b. incapacité à établir des relations avec les compagnons correspondant au même niveau de développement ;

   c. absence de recherche spontanée de partage des plaisirs, des centres d'intérêt ou des réussites (l'enfant ne cherche pas à montrer, à désigner du doigt ou à apporter les objets qui l'intéressent) ;

   d. manque de réciprocité sociale ou émotionnelle.

2. Modification qualitative de la communication, comme en témoigne au moins un des éléments suivants :

   a. retard ou absence totale de développement du langage parlé (sans tentative de compensation par d'autres modes de communication, comme le geste ou la mimique) ;

   b. chez les sujets maîtrisant assez bien le langage, incapacité marquée à engager ou à soutenir une conversation avec autrui ;

   c. usage stéréotypé et répétitif du langage ou langage idiosyncrasique.

3. Caractère restreint, répétitif et stéréotypé des comportements, des centres d'intérêt et des activités, comme en témoigne au moins un des éléments suivants :

   a. préoccupation circonscrite à un ou plusieurs centres d'intérêt stéréotypés et restreints, anormale soit dans son intensité, soit dans son orientation ;

   b. adhésion apparemment inflexible à des habitudes ou à des rituels précis et non fonctionnels ;

   c. maniérismes moteurs stéréotypés et répétitifs (battements ou torsions des mains ou des doigts, mouvements complexes de tout le corps) ;

   d. préoccupations persistantes pour certaines parties des objets.

B. Retard ou caractère anormal du fonctionnement, débutant avant l'âge de 3 ans, dans au moins un des domaines suivants :
   1. interactions sociales ;
   2. langage nécessaire à la communication sociale ;
   3. jeu symbolique ou d'imagination.

Syndrome d'Asperger

A. Modification qualitative des interactions sociales, témoignant d'au moins deux des éléments suivants :
   1. altération marquée dans l'utilisation de comportements non verbaux multiples pour réguler les interactions sociales (contact oculaire, mimique faciale, postures corporelles, gestes) ;
   2. incapacité à établir des relations avec les compagnons de niveau de développement équivalent ;
   3. absence de recherche spontanée de partage des plaisirs, des champs d'intérêt ou des réussites (par exemple, l'enfant ne cherche pas à montrer les objets qui l'intéressent, à les désigner du doigt ou à les apporter à l'autre) ;
   4. manque de réciprocité sociale ou émotionnelle.

B. Caractère restreint, répétitif et stéréotypé des comportements, des champs d'intérêt et des activités, témoignant d'au moins un des éléments suivants :
   1. préoccupation circonscrite à un ou plusieurs centres d'intérêt stéréotypés et restreints, anormale dans son intensité ou son orientation ;
   2. adhésion apparemment inflexible à des habitudes ou à des rituels spécifiques et non fonctionnels ;
   3. maniérismes moteurs stéréotypés et répétitifs (battements ou torsions des mains ou des doigts, mouvements complexes de tout le corps).

C. Modification cliniquement significative du fonctionnement social, professionnel ou dans des champs d'action importants.

D. Pas de gros retard général du langage sur le plan clinique (le sujet utilise des mots isolés vers l'âge de 2 ans et des phrases à valeur de communication vers l'âge de 3 ans).

E. Pas de retard significatif sur le plan clinique au cours de l'enfance, dans le développement cognitif en fonction de l'âge, des capacités d'autonomie, du comportement adaptatif (sauf dans le domaine de l'interaction sociale) et de la curiosité pour l'environnement.

F. Aucune correspondance avec les critères d'un autre trouble envahissant du développement spécifique, ni avec ceux d'une schizophrénie désintégrative de l'enfance.

Trouble envahissant du développement non spécifique

On doit se servir de cette catégorie quand on observe une modification sévère et envahissante du développement de l'interaction sociale réciproque ou des capacités de communication verbale et non verbale ou à des comportements, des champs d'intérêt et des activités stéréotypés. Cela ne correspond pas aux critères d'un trouble envahissant du développement spécifique, d'une schizophrénie, d'une personnalité schizoïde ou d'une personnalité « évitante ». Sous le terme d'« autisme atypique », cette catégorie inclut des tableaux cliniques qui diffèrent de celui du trouble autistique par un âge de début plus tardif, une symptomatologie atypique ou sous le seuil, ou encore l'ensemble de ces caractéristiques.

En conclusion

À première vue, le fait de parler de ces problèmes ne trace pas un tableau très rose de l'enfant aux prises avec un TDAH. Ici, nous avons tout simplement voulu décrire les problèmes de nature psychiatrique que nous rencontrons chez les enfants souffrant de ce trouble.

N'oublions pas que la plupart des enfants ne présentent pas l'ensemble de ces difficultés. Chaque enfant a ses forces et ses faiblesses et évolue à sa façon. Il faut accompagner chacun d'eux dans ce qu'il est. Impossible de changer la nature d'une personne ! Cependant, nous pouvons aider les enfants atteints en respectant leurs capacités et en les soutenant. Comme parents, il faut demeurer leurs amis et s'émerveiller de leurs succès, peut-être gagnés plus chèrement que chez d'autres, mais le plaisir en est d'autant plus grand.

Passez de bons moments avec vos enfants.

CHAPITRE 8

Aspect neurologique du trouble de déficit de l'attention avec ou sans hyperactivité

MICHEL VANASSE

Introduction

Contrairement à ce que beaucoup de gens pensent, le TDAH n'est pas un phénomène récent puisqu'il a été décrit il y a plus d'un siècle, en 1902, par un médecin anglais appelé Stillwell. De plus, les premières interventions pharmacologiques ont été décrites par Charles Bradley en 1937. Il est d'ailleurs assez fascinant d'apprendre que cette intervention pharmacologique résulte d'une observation empirique. En effet, le docteur Bradley utilisait un médicament psychostimulant, la *benzédrine*, pour tenter de diminuer les maux de tête des patients après un test diagnostic qu'on faisait à cette époque (et qu'on a continué à faire jusque dans les années 1970), le pneumoencéphalogramme. Pour faire ce test, il fallait effectuer une ponction lombaire et injecter de l'air dans les cavités cérébrales. Cela entraînait fréquemment des céphalées sévères. Le docteur Bradley a utilisé la benzédrine pour augmenter la tension artérielle et diminuer la production de liquide céphalorachidien, espérant ainsi diminuer les maux de tête dont se plaignaient les patients. En utilisant ce psychostimulant, il a observé une nette amélioration des symptômes chez les enfants hyperactifs. C'est de là que provient le traitement pharmacologique du trouble de déficit de l'attention.

De plus en plus de professionnels de la santé admettent l'hypothèse selon laquelle ce trouble serait d'origine neurologique. Toutefois, certains ont contesté ou contestent encore, du moins en partie, cette hypothèse d'une origine neurologique, car ils estiment que ce trouble est un problème de nature psychologique ou encore sociologique lié au fait que les enfants doivent évoluer à l'intérieur d'un ensemble de règles et de normes dans des milieux conçus pour des adultes et où le bien-être des enfants est défini par des adultes.

Ayant eu l'occasion de traiter depuis plus de 30 ans des enfants présentant un trouble de déficit de l'attention et de rencontrer leur famille, je suis tout à fait conscient des effets psychologiques qu'a cette condition à la fois sur l'enfant et sur sa famille. Il est bien évident que le trouble de déficit de l'attention entraîne souvent des difficultés d'adaptation, une perte d'estime de soi chez l'enfant ainsi que des problèmes relationnels entre l'enfant et ses parents. Il est tout aussi évident que l'idéal serait une prise en charge globale de ces enfants et de leur famille, prise en charge qui s'intéresserait au problème psychologique aussi bien qu'aux symptômes du TDAH.

Or, une telle prise en charge globale n'exclut pas la médication, au contraire. En effet, les études effectuées par le MTA Cooperative Group ont démontré que les meilleurs résultats thérapeutiques ont été obtenus avec l'utilisation d'une médication combinée à une approche behaviorale intensive. Par contre, la médication seule est de loin supérieure à une approche behaviorale seule.

Mentionnons aussi que de plus en plus d'arguments nous orientent vers une origine génétique du TDAH, ce qui n'est pas surprenant pour un clinicien qui s'occupe de ce problème. En effet, lorsqu'on voit en consultation un enfant présentant un trouble de déficit de l'attention, il est très fréquent d'apprendre qu'un membre de la fratrie ou l'un des deux parents (voire les deux) présentent ou ont présenté eux aussi ce trouble.

Bien évidemment, il existe une très abondante documentation sur le TDAH et son traitement, ainsi que sur les aspects génétiques, diagnostiques et neurobiologiques de cette condition. Il est impossible de résumer toutes ces données, mais j'aimerais réviser brièvement les connaissances concernant les structures cérébrales impliquées dans ce trouble, ainsi que son association avec d'autres types d'atteintes neurologiques, comme l'épilepsie, la prématurité, l'anoxie cérébrale néonatale (manque d'oxygène à la naissance) et les traumatismes craniocérébraux.

Structures cérébrales impliquées dans le trouble de déficit de l'attention

Comme on peut facilement l'imaginer, la capacité d'attention est un processus complexe qui concerne plusieurs régions du cerveau. En effet, l'attention repose sur le maintien d'un bon état de vigilance (c'est-à-dire la capacité de rester éveillé, puisqu'il est difficile d'être attentif si on est somnolent!), aussi bien que sur la capacité de diriger son attention sur une tâche donnée, en excluant les éléments qui pourraient distraire cette capacité attentionnelle (attention sélective) et, enfin, sur la capacité de faire des associations, dans le langage ou dans le champ visuospatial.

Nos connaissances sur l'anatomie et la physiologie des mécanismes attentionnels proviennent:

- de la pharmacologie, c'est-à-dire des mécanismes d'action des médicaments utilisés pour traiter avec succès le trouble de déficit d'attention, notamment les psychostimulants;
- de l'expérimentation chez l'animal;
- des anomalies neurobiologiques que l'on observe chez l'enfant ou chez l'adulte présentant ce trouble. On peut détecter ces anomalies non seulement avec des techniques de neuro-imagerie classiques (CT-scan cérébral, imagerie par résonance magnétique), mais aussi — et de plus en plus — avec des technologies plus complexes, comme la tomographie par émission de positrons (TEP ou «PET» en anglais), l'EEG quantifié, les potentiels évoqués cérébraux ou l'imagerie par résonance magnétique fonctionnelle. C'est le développement de cette dernière méthode d'investigation qui nous a apporté le plus d'information concernant les structures cérébrales en cause dans le TDAH. En effet, l'imagerie par résonance magnétique fonctionnelle permet de visualiser le cerveau et son fonctionnement au cours de l'administration d'une tâche. Dans le cas du trouble de déficit de l'attention, cela peut se produire dans l'exécution d'une tâche qui fait appel à la capacité attentionnelle ou au contrôle de l'impulsivité du sujet.

Bien évidemment, aucune de ces méthodes d'investigation n'est parfaite et chacune comporte ses limitations. Pourtant, grâce à elles, on commence à avoir une idée assez consistante des structures cérébrales qui sont dysfonctionnelles dans le trouble de déficit de l'attention. Parmi les anomalies les plus fréquemment observées et les plus reproductibles chez l'enfant souffrant d'un TDAH, on trouve une diminution de volume de la portion dorsolatérale du cortex préfrontal, des noyaux gris centraux (particulièrement le noyau caudé et le *globus pallidus*), ainsi que du corps calleux et du cervelet. Certaines études ont aussi fait état d'une diminution plus globale de la masse du cerveau et de changements corticaux diffus chez les enfants souffrant de ce déficit, ce qui suggère qu'il y aurait une atteinte cérébrale plus diffuse que celle touchant les structures précitées. On rejoint par là la notion d'une dysfonction cérébrale diffuse ou minime, qui était l'appellation diagnostique utilisée dans les années 1970 et 1980 chez les enfants présentant des difficultés d'attention et de l'impulsivité, appellation qui a été remplacée depuis environ 20 ans par celle de trouble de déficit de l'attention avec ou sans hyperactivité (TDAH).

Certaines études plus récentes ont aussi mis en évidence, chez des sujets présentant un TDAH, une diminution de volume ou une dysfonction d'une autre partie du lobe frontal, le cortex orbitofrontal, et du gyrus cingulaire.

Sans entrer dans les détails, on peut décrire brièvement le rôle de chacune de ces structures, rôle qui est souvent identifié à la suite des déficits observés après une lésion.

• Les lésions du cortex orbitofrontal sont associées à une désinhibition des conduites sociales et à une perte de maîtrise des impulsions. Quant aux lésions du cortex préfrontal

FIGURE 1
Les lobes cérébraux et leurs fonctions principales

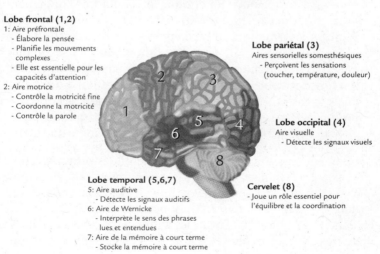

Lobe frontal (1,2)
1: Aire préfrontale
 - Élabore la pensée
 - Planifie les mouvements complexes
 - Elle est essentielle pour les capacités d'attention
2: Aire motrice
 - Contrôle la motricité fine
 - Coordonne la motricité
 - Contrôle la parole

Lobe pariétal (3)
Aires sensorielles somesthésiques
 - Perçoivent les sensations (toucher, température, douleur)

Lobe occipital (4)
Aire visuelle
 - Détecte les signaux visuels

Lobe temporal (5,6,7)
5: Aire auditive
 - Détecte les signaux auditifs
6: Aire de Wernicke
 - Interprète le sens des phrases lues et entendues
7: Aire de la mémoire à court terme
 - Stocke la mémoire à court terme

Cervelet (8)
- Joue un rôle essentiel pour l'équilibre et la coordination

dorsolatéral, elles sont associées à des anomalies de l'organisation, de la planification et de l'attention. Elles touchent aussi la mémoire de travail, que l'on peut définir comme celle qui repose sur un stockage à court terme de renseignements permettant de réaliser une tâche donnée, par exemple chercher un objet dans une pièce.

• Le gyrus cingulaire est une composante du système limbique qui a des connexions fonctionnelles très développées avec le cortex préfrontal dorsolatéral. Le gyrus cingulaire joue un rôle crucial dans les processus cognitifs complexes, par exemple la détection de cibles, la sélection des réponses, la capacité de reconnaître des erreurs et de prendre des décisions basées sur la possibilité d'obtenir une récompense. Toutes ces fonctions peuvent être déficitaires dans le TDAH.

FIGURE 2
Localisation anatomique des noyaux gris centraux

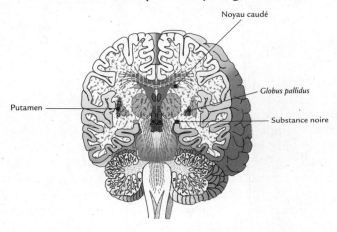

• Les noyaux gris centraux (noyau caudé, putamen et *globus pallidus*) sont — comme leurs noms l'indiquent — des structures situées au centre du cerveau et dont la fonction la plus connue est la régulation de la motricité. En effet, la maladie la plus identifiée à une atteinte des noyaux gris centraux est la maladie de Parkinson, dont les symptômes principaux sont des tremblements, de la rigidité et une diminution des mouvements. Par contre, les noyaux gris centraux sont des structures qui envoient des projections dans le système limbique et le cortex préfrontal, structures qui sont très importantes pour le processus attentionnel, comme nous venons de le voir.

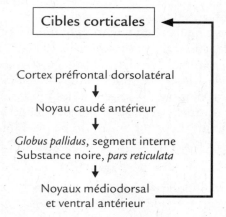

FIGURE 3

Relation entre noyaux gris centraux et cortex préfrontal

Boucle préfrontale

Cibles corticales

Cortex préfrontal dorsolatéral

Noyau caudé antérieur

Globus pallidus, segment interne
Substance noire, *pars reticulata*

Noyaux médiodorsal
et ventral antérieur

Ce schéma illustre les relations fonctionnelles entre les noyaux gris centraux et le cortex préfrontal qui joue un rôle fondamental dans les capacités attentionnelles.

Le striatum (qui est l'ensemble formé par le noyau caudé et le putamen) semble jouer un rôle particulièrement important pour l'attention. Chez l'animal, des lésions expérimentales du striatum entraînent de l'hyperactivité et une diminution de l'efficacité de la mémoire de travail, ainsi qu'une diminution de l'inhibition. Le striatum est aussi situé dans une zone frontière en ce qui concerne l'irrigation sanguine et il est donc particulièrement vulnérable à l'hypoxie périnatale (diminution d'oxygénation). Enfin, le striatum est particulièrement riche en synapses dopaminergiques et la dopamine a un rôle important à jouer dans la régulation de la fonction attentionnelle.

La dopamine est un neurotransmetteur, c'est-à-dire une substance libérée par les terminaisons synaptiques pour transmettre l'information d'un neurone à l'autre. Une fois l'information transmise, la dopamine est recapturée par la terminaison nerveuse, ce qui met fin à son action. Or, comme on le voit dans les figures 4 et 5, l'un des mécanismes d'action des psychostimulants consiste à diminuer la recapture de la dopamine dans les terminaisons synaptiques, de sorte qu'il existe une plus grande quantité de dopamine disponible. Par conséquent, l'ensemble de ces constatations expérimentales et pharmacologiques pointe vers un rôle important du striatum dans le processus attentionnel.

- Les études d'imagerie fonctionnelle ont aussi révélé une diminution de volume du cervelet. Cela est un peu étonnant, puisque jusqu'à récemment le cervelet était considéré comme une structure servant presque uniquement à la régulation et à la coordination des mouvements des yeux, des membres et de la marche. Cependant, au cours des dernières années, des cliniciens ont décrit des changements de comportement chez des patients qui présentaient des lésions touchant le lobe postérieur et le vermis cérébelleux. Chez certains patients, ces changements de comportement étaient d'ailleurs l'aspect le plus remarquable de la présentation clinique. Ces changements sont caractérisés par une atteinte des fonctions exécutives, comme la planification, la fluence verbale, le raisonnement abstrait et la mémoire de travail. On observe aussi des difficultés de la conscience spatiale, incluant l'organisation visuospatiale et la mémoire spatiale. Enfin, on observe des modifications de personnalité, avec un émoussement de l'affect

FIGURE 4
Synapse dopaminergique – Transporteur

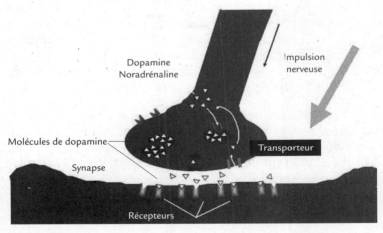

L'influx nerveux qui arrive au niveau du bouton terminal d'une cellule nerveuse, ou neurone, entraîne la libération de molécules de dopamine. Ces molécules induisent à leur tour une activation d'un autre neurone au niveau du synapse (point de contact entre les cellules cérébrales ou neurones). Par la suite, les molécules de dopamine sont recapturées par le premier neurone grâce à un transporteur qui les ramène dans le bouton terminal.

Synapse dopaminergique – Pas de transporteur

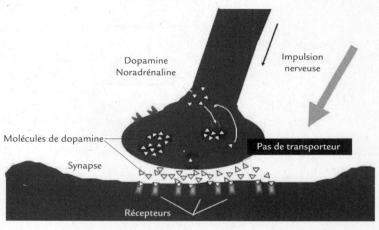

Le méthylphénidate agit en inhibant la recapture des molécules de dopamine de sorte qu'il y a plus de dopamine disponible au niveau de l'espace synaptique.

ou encore de la désinhibition associée à un comportement inapproprié.

- Outre les études animales qui ont démontré la vulnérabilité du striatum à l'anoxie chez l'animal nouveau-né, des études chez le singe rhésus ont démontré que le lobe pariétal est également concerné par les processus attentionnels. Ces études ont en effet permis d'observer que certains neurones des aires pariétales sont activés quand l'animal fixe une cible qui l'intéresse et que cette activation neuronale dure aussi longtemps que l'attention du singe se porte sur cette cible.

En conclusion, de nombreuses structures cérébrales sont touchées par les mécanismes attentionnels, ainsi que l'ont démontré à la fois des études chez les animaux et des études chez l'humain, utilisant particulièrement l'imagerie par résonance magnétique fonctionnelle.

Trouble de l'attention et difficultés motrices

Les symptômes principaux du TDAH sont l'inattention, l'impulsivité et l'hyperactivité. Comme cela est décrit dans d'autres chapitres, les enfants atteints de ce trouble présentent souvent une ou des comorbidités qui se manifestent par de l'opposition, de l'agressivité, de l'anxiété, des troubles du langage ou encore des troubles d'apprentissage.

Parmi les comorbidités, l'une des plus marquantes et parfois des plus négligées se manifeste par des difficultés motrices chez ces enfants. Plusieurs études rapportent que près de 50 % des enfants souffrant du trouble de déficit de l'attention présentent aussi des difficultés de coordination et de motricité fine, qui sont parfois assez sévères et qui s'apparentent à ce que l'on appelle en anglais le *Developmental Coordination Disorder*. En français, on parle plutôt de « dyspraxie développementale » ou parfois de « trouble développemental de la coordination ». Particulièrement dans les pays scandinaves, cette atteinte de la coordination est jugée suffisamment importante pour qu'on ait créé un acronyme afin de désigner les anomalies cliniques que présentent ces enfants, soit le « DAMP » qui signifie « Deficit in Attention, Motor control and Perception », c'est-à-dire, en français, un déficit d'attention, du contrôle moteur et de la perception.

Bien évidemment, il faut tenir compte de ces difficultés de coordination lorsqu'on évalue les problèmes des enfants souffrant du trouble de déficit de l'attention, puisqu'elles peuvent contribuer aux difficultés de socialisation et d'apprentissage.

Les structures cérébrales impliquées dans ce déficit de coordination n'ont pas été identifiées avec précision, mais l'hypothèse la plus vraisemblable est que les difficultés motrices seraient secondaires à une dysfonction dopaminergique. Tel que discuté dans la section précédente, il est clair qu'une dysfonction des noyaux gris centraux et, en particulier, du striatum joue un rôle important dans la physiopathologie du déficit d'attention. Or, nous l'avons mentionné, une des fonctions principales des noyaux gris centraux est justement la régulation du mouvement. De même, le cervelet est une autre structure du système nerveux central dont la dysfonction est impliquée dans la physiopathologie du trouble de déficit de l'attention. Or, le cervelet est certainement la structure du système nerveux central la plus importante pour la régularisation de la coordination et de l'équilibre. Aujourd'hui, aucune étude ne permet d'affirmer scientifiquement qu'il y a une relation entre la diminution de volume des noyaux gris centraux ou du cervelet — que l'on observe chez les enfants souffrant du trouble de déficit de l'attention — et les difficultés motrices que ces enfants présentent, mais cette hypothèse est certainement très plausible.

Trouble de déficit de l'attention et épilepsie

Une des raisons pour lesquelles certains enfants souffrant d'un trouble de déficit de l'attention consultent un neurologue est le désir de s'assurer que ce déficit n'est pas lié à des manifestations épileptiques, particulièrement à des absences. En effet, l'inattention est le symptôme essentiel pour poser le diagnostic de TDAH et il est souvent le seul que l'on remarque chez certains enfants. Les parents et les enseignants mentionnent alors que l'enfant est absent de façon plus ou moins épisodique et ils s'interrogent sur la possibilité que ces manifestations soient de nature épileptique. Selon mon expérience, dans la plupart des cas le neurologue conclut que les épisodes d'inattention ne sont pas liés à un problème d'épilepsie. Il nous semble quand même utile de décrire les manifestations épileptiques et la relation entre épilepsie et trouble de déficit de l'attention.

Les types de crises épileptiques les plus fréquents

Les crises épileptiques sont consécutives à des décharges électriques anormales, paroxystiques et répétitives qui proviennent du cortex cérébral et interfèrent avec diverses fonctions du système nerveux central. Le diagnostic repose avant tout sur la description la plus fidèle et complète possible de l'événement paroxystique. Les manifestations épileptiques sont très variées. Certaines personnes présentent toujours le même type de crises ; pour d'autres, elles sont différentes, parfois prédominantes durant l'éveil, parfois durant le sommeil, pouvant aussi, avec l'âge, évoluer dans leurs manifestations.

Crise tonicoclonique généralisée ou crise dite communément de « grand mal »

Il s'agit de la forme la plus facilement identifiable des crises épileptiques. La crise débute brusquement par une altération de l'état de conscience, associée à une attitude d'hypertonie en extension du tronc et des membres, suivie rapidement de mouvements tonicocloniques ; ceux-ci consistent en une alternance de flexions brusques, synchrones et symétriques des quatre membres, entrecoupées de courtes périodes de relâchement musculaire. Au cours de la crise, on observe une contraction plus ou moins prolongée des muscles respiratoires, avec accumulation de sécrétions dans les voies respiratoires, des troubles neuro-végétatifs (accélération du rythme cardiaque, de la tension artérielle, dilatation pupillaire, sudation profuse) et, souvent vers la fin de la crise, un relâchement sphinctérien avec incontinence urinaire et, plus rarement, fécale. En général, une telle crise dure moins d'une dizaine de minutes. Si elle persiste au-delà de 20 minutes, on parle alors d'un *status epilepticus* qui constitue une urgence médicale exigeant des traitements dans les plus brefs délais, car il y a risque de séquelles neurologiques permanentes en raison d'un manque d'oxygénation cérébrale. Une fois la crise terminée, le patient est somnolent ou s'endort et il présente souvent un état confusionnel qui dure plusieurs minutes; il peut se plaindre de céphalées, de fatigue extrême et de douleur musculosquelettique.

Crise partielle (ou focale) simple

Dans le cas d'une crise motrice focale, les mouvements convulsifs n'affectent qu'une partie du corps (un seul membre, un hémicorps ou même le visage). Le patient demeure conscient et peut même observer et décrire sa crise. Parfois, les mouvements convulsifs finissent par impliquer tout le corps et s'accompagnent d'une perte de conscience; cela définit une crise épileptique partielle, secondairement généralisée.

Au lieu d'impliquer l'aire motrice cérébrale, il est possible que le foyer épileptique provienne alors d'un cortex sensoriel. Dans ce cas, le patient éprouvera, par exemple, des phénomènes cutanés comme des engourdissements (dysesthésie) dans une partie du corps ou des phénomènes visuels avec déformation de l'image visuelle (flashs lumineux, hallucinations visuelles, etc.) ou encore d'autres manifestations sensorielles.

Absences (communément appelées « petit mal »)

Il s'agit d'une soudaine suspension de l'état de conscience, associée à une fixité du regard, sans mouvement associé, si ce n'est parfois des clignotements des yeux. Les crises sont de courte durée (de 5 à 30 secondes) et peuvent devenir très fréquentes (jusqu'à 100 et plus par jour).

Crises partielles complexes (ou psychomotrices)

De telles crises proviennent habituellement du lobe temporal. Elles sont parfois précédées d'une aura, c'est-à-dire d'une impression subjective prémonitoire, de nature variée, que le patient reconnaît comme étant un indice ou l'avertissement d'un début de crise. Les caractéristiques de cette aura peuvent être somato-sensorielles, visuelles, auditives, gustatives ou olfactives, comportant même parfois des impressions de nature affective, intellectuelle ou dysmnésique (impression de déjà-vu ou de déjà-entendu). L'aura est suivie d'une altération de l'état de conscience, de durée variable, souvent associée à divers automatismes. Chez le jeune enfant, on note souvent des mouvements de mâchonnement ou de succion, des grimaces ou des gestes brusques. Chez l'enfant plus âgé, de tels mouvements sont plus précis, mais inappropriés (manipulation des vêtements, gestes stéréotypés, marche aveugle, etc.). Une telle crise se termine par une phase postcritique souvent caractérisée par un état confusionnel. Parfois, lorsqu'il y a généralisation secondaire, la crise partielle se poursuit par une crise tonicoclonique.

Quoique cela soit très rare, il arrive qu'un enfant fasse des absences à répétition et que la fréquence des crises le rende moins attentif, ce qui peut évoquer un TDAH. Il est important de faire le diagnostic d'absences chez ces enfants, puisque le traitement de ce type d'épilepsie n'est pas du tout le même que celui du trouble de déficit de l'attention. Dans la très grande majorité des cas, le questionnaire et les observations des parents et des enseignants permettent de distinguer assez facilement et rapidement les crises d'épilepsie épisodiques ou paroxystiques, dont le début et la fin sont en général bien identifiables, de l'inattention, qui est plus constante. Si nécessaire (mais cela est rarement le cas), on peut procéder à un électroencéphalogramme qui permet d'enregistrer des décharges électriques anormales de nature épileptique présentes chez la grande majorité des enfants épileptiques, mais absentes chez les enfants souffrant d'un déficit de l'attention.

Épilepsie et TDAH

On retrouve fréquemment un TDAH chez les enfants souffrant d'épilepsie. Des études récentes suggèrent que de 20 % à 40 % des enfants épileptiques présentent aussi un TDAH. Ce déficit n'est pas lié principalement à des crises répétées ou à la médication, puisqu'on le retrouve chez les enfants épileptiques au moment du diagnostic, donc avant qu'ils n'aient présenté des crises répétées et avant le début du traitement. Le TDAH serait plus fréquent chez les enfants présentant une épilepsie généralisée idiopathique que chez ceux qui présentent une épilepsie partielle et il serait plus marqué chez les enfants dont le rendement intellectuel est plus faible. Certains médicaments antiépileptiques pourraient accentuer le trouble de déficit de l'attention, notamment le phénobarbital, le gabapentin et le topiramate. D'autres médicaments, comme la carbamazépine et le lamotrigine, semblent au contraire bénéfiques pour soulager le trouble de déficit de l'attention.

En théorie, l'administration d'un psychostimulant peut faire augmenter la fréquence des crises épileptiques. Cependant, la majorité des neuropédiatres nord-américains considère qu'en pratique, ce risque n'est pas suffisamment élevé pour empêcher que l'on prescrive ce type de médicament à un enfant dont l'épilepsie est bien maîtrisée et qui présente des difficultés marquées d'apprentissage ou de comportement liées à un TDAH.

Prématurité, retard de croissance intra-utérin et TDAH

On sait depuis longtemps que les enfants qui naissent prématurément ou qui présentent un retard de croissance intra-utérin (c'est-à-dire qui sont plus petits qu'ils ne devraient l'être pour leur âge gestationnel) risquent de développer des complications neurologiques, dont la paralysie cérébrale ou un retard global de développement. On a fait des études systématiques à ce sujet depuis environ 40 ans. L'une des premières études à avoir évalué les séquelles neurologiques et le développement chez des enfants de petit poids (< 2 kg) a été dirigée à Vancouver par le docteur H.G. Dunn, neuropédiatre. Le docteur Dunn avait évalué 480 nouveau-nés dont le poids de naissance était de < 2 kg. Quatre-vingt pour cent de ces enfants ont été suivis jusqu'à l'âge de 6 ans et 8 % d'entre eux ont présenté une paralysie cérébrale. Par contre, le chercheur a observé des difficultés motrices, comportementales ou attentionnelles chez près de la moitié de ces enfants.

Une méta-analyse (c'est-à-dire une analyse de toutes les études valides sur le plan scientifique et publiées sur un sujet donné) a calculé récemment que le risque qu'un enfant né d'une grossesse prématurée développe de l'hyperactivité et un déficit d'attention est de 2,64 fois plus grand que celui de la population en général. Une étude faite à Laval a montré que 7,2 % des garçons et 1,9 % des filles d'âge scolaire présentaient un TDAH. Si on multiplie ce nombre de cas par 2,64, on pourrait s'attendre à ce qu'environ 12 % des enfants prématurés présentent un déficit de l'attention avec hyperactivité. Cela correspond effectivement au nombre de cas rapportés dans deux études récentes, dont l'une a été faite à

Montréal et a porté sur 74 enfants prématurés, dont la moitié présentait aussi un retard de croissance intra-utérin. Dans cette étude, 48 enfants ne présentaient aucun problème neurologique à l'âge de 8 ans, alors que 8 d'entre eux (10,8 %) présentaient un tableau de déficit d'attention avec hyperactivité. Dans une autre étude récente, on estimait à 15,6 % la proportion d'enfants nés prématurément et présentant un TDAH à l'âge scolaire.

Notons que plus le poids de naissance est faible, plus la fréquence du trouble de déficit de l'attention est élevée. Évidemment, des complications lors des premiers jours ou des premières semaines de vie vont aussi augmenter le risque d'atteinte neurologique et de troubles de comportement et d'apprentissage.

Il n'est donc pas étonnant de constater que les bébés qui présentent des anomalies de la substance blanche cérébrale à l'échographie transfontanelle faite en période néonatale risquent plus de souffrir d'un trouble de déficit de l'attention. De même, on a découvert une corrélation entre la fréquence des troubles de comportement et d'apprentissage et la présence d'anomalies à la résonance magnétique cérébrale chez des enfants de 14 ans nés d'une grossesse prématurée. Des études volumétriques de différentes régions du cerveau chez des enfants de 8 ans qui étaient, eux aussi, nés d'une grossesse prématurée, ont montré une diminution de volume du cortex sensori-moteur de d'autres régions corticales, du corps calleux, de l'amygdale et des noyaux gris centraux. Cette diminution des volumes régionaux cérébraux était associée à une augmentation des cas de déficit d'attention et de difficultés cognitives.

Tout comme pour l'ensemble des enfants atteints d'un syndrome de déficit d'attention, ce déficit chez les enfants prématurés pourrait être lié à une atteinte des noyaux gris centraux. Une étude faite avec la tomographie par émission de positron (TEP) a montré des anomalies des récepteurs dopaminergiques chez six adolescents de 12 à 14 ans qui étaient nés d'une grossesse prématurée et qui présentaient un déficit d'attention. Les auteurs de cette étude mentionnent que les résultats obtenus soutiennent l'hypothèse selon laquelle ces anomalies seraient secondaires à une atteinte hypoxique néonatale (manque d'oxygénation du cerveau). Cela rejoint d'ailleurs des données obtenues chez l'animal et qui démontrent, d'une part, que les noyaux gris centraux sont particulièrement sensibles à l'hypoxie et, d'autre part, que le fait d'induire de courtes périodes d'hypoxie répétées chez le rat rend cet animal hyperactif (sans toutefois qu'il y ait de déficit d'attention).

Traumatisme craniocérébral (TCC) et TDAH

Les études rétrospectives aussi bien que prospectives qui ont été réalisées concernant la survenue d'un TDAH chez les enfants admis à l'hôpital pour traumatisme craniocérébral ont révélé une incidence allant de 11 % à 20 %. Le trouble de déficit de l'attention peut survenir après un traumatisme craniocérébral léger, mais une étude a montré que le TDAH était plus fréquent chez les patients ayant subi un traumatisme craniocérébral sévère. Pourtant, les symptômes peuvent disparaître avec le temps, ce qui a été le cas dans une étude chez 4 des 13 enfants ayant subi un traumatisme craniocérébral sévère et ayant présenté un trouble de déficit de l'attention dans les mois suivant le traumatisme. Dans cette étude, le site du traumatisme craniocérébral ne semblait pas influencer l'incidence du TDAH subséquent. Par contre, on a observé plus souvent le trouble de déficit de l'attention chez des enfants qui avaient eu des difficultés d'adaptation *avant* leur traumatisme, sans pour autant avoir un tableau clinique franc de TDAH. Enfin, notons qu'au moins dans une étude, les enfants présentant un trouble de déficit de l'attention après un traumatisme craniocérébral ont moins bien répondu à la médication psychostimulante que l'ensemble des enfants souffrant du trouble de déficit de l'attention.

On a souvent l'impression que les enfants qui présentent un déficit d'attention sont plus sujets à subir des traumatismes craniocérébraux, étant donné leur manque d'attention, leur hyperactivité et leur impulsivité. On dit parfois de ces enfants qu'ils sont prédisposés aux accidents («Accident Prone»). De fait, une étude a démontré que parmi les enfants d'âge préscolaire qui avaient été diagnostiqués comme souffrant d'un trouble de déficit de l'attention, 58,3 % risquaient de subir un traumatisme physique à cause de leur comportement. Ce type de comportement n'a pas été observé chez les sujets d'un groupe contrôle du même âge. Par contre, même si ces enfants ont subi plus d'accidents mineurs que les enfants du groupe contrôle, le taux de traumatismes majeurs, incluant les traumatismes craniocérébraux, n'était pas plus élevé chez les enfants souffrant d'un TDAH que chez les enfants du groupe contrôle. Une autre étude a permis d'obtenir des résultats semblables et a conclu que l'incidence des problèmes de comportement était légèrement plus élevée chez les enfants ayant subi un traumatisme crânien sévère ou modéré par rapport à une population contrôle, mais que cela ne semblait pas représenter un risque majeur dans la survenue du traumatisme crânien.

Conclusion

Nous sommes bien conscients d'avoir fait un survol extrêmement rapide de l'aspect neurologique du trouble de déficit de l'attention. Toutefois, nous espérons que ce survol permettra de comprendre les hypothèses quant aux causes organiques de cette condition et les raisons d'utiliser un traitement avec des psychostimulants, même si cela doit se faire avec prudence et avec le plein accord des parents.

Références

BLUMENFELD H. (2002). *Neuroanatomy Through Clinical Cases*. Sinauer Associates.

HÉBERT M-J. (2006) « Réflexion inspirée de l'expérience subjective des enfants qui présentent un trouble déficitaire de l'attention avec ou sans hyperactivité ». *Intervention* 125 : 37-45.

LARBRISSEAU A., M. VANASSE. (2007)« Notions générales sur l'épilepsie ». In : *L'épilepsie chez l'enfant et l'adolescent*, Sous la direction de : A. LORTIE et M. VANASSE. Éditions du CHU Sainte-Justine, p 15-24.

D. PURVES, GJ. AUGUSTINE, D. FITZPATRICK et coll. (2005)*Neurosciences*. Bruxelles : De Boeck éditeur.

Chapitre 9

Attention et apprentissage scolaire : faire la part des choses

Marie-Claude Béliveau[1]

Diagnostic différentiel, pas si simple...

Le déficit de l'attention est difficile à diagnostiquer parce qu'on peut le confondre avec d'autres problèmes dont les symptômes sont similaires et qui ne sont pas toujours de nature neurologique. Un enfant peut n'avoir du mal à maintenir son attention qu'en un certain nombre de situations, alors qu'un autre éprouve cette difficulté beaucoup plus souvent. Cette particularité permet aux cliniciens de préciser la nature du problème d'attention, selon les contextes où se manifestent les difficultés de l'enfant.

Dans les pages qui suivent, nous donnerons certains indices pour distinguer le déficit de l'attention d'un trouble d'apprentissage ou autres difficultés qui, sur un plan fonctionnel, se manifestent de façon assez similaire. Le médecin de l'enfant est le seul à pouvoir poser un diagnostic de trouble de déficit de l'attention. Dans certains cas, s'il a des doutes sur la nature des difficultés d'attention présentées par l'enfant, il doit recourir à des évaluations complémentaires pour préciser son diagnostic. En effet, il revient aux différents professionnels des milieux scolaires et médicaux (psychologues, orthopédagogues, neuro-psychologues, audiologistes, orthophonistes) d'évaluer certaines sphères plus spécifiques du fonctionnement cognitif de l'enfant, à l'aide de tests standardisés. Ces précisions quant aux habiletés

---

1. De larges extraits de ce chapitre sont tirés de deux ouvrages de l'auteur : *Au retour de l'école... La place des parents dans l'apprentissage scolaire* et *Dyslexie et autres maux d'école. Quand et comment intervenir*, publiés aux Éditions du CHU Sainte-Justine.

affectées par ces problèmes aident à son tour le médecin à préciser son diagnostic.

Préciser la nature des difficultés d'attention

Le médecin qui met en évidence un déficit de l'attention chez un jeune n'est pas sans savoir que des raisons d'ordre affectif peuvent aussi engendrer des problèmes d'attention. L'enfant qui est anxieux, déprimé ou tout simplement peu motivé n'a pas autant accès à ses habiletés d'attention que celui qui est bien dans sa peau, à l'école comme à la maison. L'anxiété ou la dépression peuvent paralyser les processus de pensée et amener le jeune à n'être concentré que sur le stress généré par la tâche. Il est attentif, mais il l'est au mauvais objet. On attribuera alors ses difficultés d'attention à un problème psychoaffectif, ce qui justifiera un tout autre plan d'action que l'utilisation d'une médication psychostimulante. Dans la même perspective, certains jeunes manquent tout simplement de motivation à l'école, et ce, pour des raisons contextuelles — familiales ou autres — qui engendrent aussi une grande difficulté à porter attention à ce qui est enseigné. De celui qui manque de motivation et qui, de ce fait, manque d'attention à la tâche, on pourrait dire qu'il souffre plutôt d'un « déficit d'intention »...

Dans le même ordre d'idées, on sait que l'hyperactivité est un syndrome souvent confondu avec des problèmes d'ordre affectif. En effet, on observe bien souvent une grande agitation motrice chez un enfant anxieux ou déprimé, mais ce syndrome neurologique n'existe vraiment que chez 3 % à 5 % des enfants. Une étude faite dans la région de Laval a permis d'évaluer la fréquence du trouble de déficit de l'attention à environ 7 % chez les garçons et 2 % chez les filles, donc à environ 4,5 % de l'ensemble de la population pédiatrique de cette région.

L'enfant hyperactif présente souvent des difficultés d'apprentissage scolaire, de même que des problèmes d'adaptation, à cause de son impulsivité (il agit souvent avant de penser) et de son besoin de bouger, ce qui dérange beaucoup en classe. Ces comportements lui occasionnent de fréquentes réprimandes, punitions et altercations avec ses compagnons. Sa vie sociale s'en trouve souvent affectée et il finit par se sentir incompétent et rejeté, partout où il passe.

L'importance de la médication lorsqu'elle est jugée nécessaire

Dans certains cas, l'identification d'un déficit de l'attention amène le médecin à proposer une approche médicamenteuse afin de freiner l'impulsivité de l'enfant et d'améliorer ses capacités d'attention, facteurs qui influencent grandement ses habiletés d'apprentissage et d'adaptation à l'école. Celui qui est aux prises avec un tel trouble se retrouve généralement en panne, tant à l'école qu'en dehors de l'école. Cela explique que plusieurs médecins n'hésitent pas à prescrire des psychostimulants pour les fins de semaine et même parfois pour la période des vacances d'été.

En effet, ces enfants ont souvent du mal à se faire des amis ou à les garder, à cause de leur impulsivité, de leur difficulté à attendre leur tour, à suivre des règles et, tout simplement, à fonctionner et à jouer comme les autres. À la maison aussi, l'enfant ou l'adolescent qui présente un TDAH donne du fil à retordre à ses parents. Le seul fait que ces derniers soient constamment obligés de répéter et de le ramener à l'ordre suffit à en faire un bouc émissaire à la maison et lors des sorties en famille. Identifié par tous comme étant celui qui est « énervant » ou gaffeur, cet enfant se sent souvent exclu où qu'il soit, sinon tout au moins jamais à la hauteur. Par exemple, lors d'une fête familiale, il n'est jamais choisi pour rendre un service, non qu'il ne veuille pas, mais parce qu'il n'est pas fiable et souvent maladroit. Lui-même se rend compte de l'écart entre la place qu'on lui donne et celle qu'on donne aux autres. Sa souffrance, qui est intense, s'exprime encore une fois par l'agir, les mots ne venant jamais assez vite ni de façon assez structurée pour nommer clairement ce qui se passe en lui dans de telles situations.

Identifier le trouble de déficit de l'attention : quelques paramètres

Plusieurs enfants, surtout des garçons, ont des comportements inadaptés qui leur valent bien souvent d'être pénalisés. Avant de diagnostiquer un déficit de l'attention avec hyperactivité, il faut d'abord vérifier si les comportements en question ne s'expliqueraient pas par des circonstances extérieures, soit environnementales, anxiogènes ou traumatisantes. Il faut aussi se demander s'ils répondent bien aux trois critères que sont **l'intensité, la fréquence** et **la durée** des symptômes. Ces critères doivent être nettement plus marqués que chez les enfants de même sexe et de même âge qu'eux.

Voici quelques signes qui aideront à reconnaître chez un enfant le déficit d'attention avec ou sans hyperactivité. L'enfant :

- termine rarement ce qu'il commence et, devant une tâche, a du mal à s'organiser ;
- oublie ou perd souvent ses effets personnels ;
- déteste les activités qui lui demandent un effort soutenu ;
- est facilement distrait et n'écoute pas quand on lui parle ;
- vit des problèmes sous diverses formes et dans plusieurs contextes ;
- bouge beaucoup, est impulsif et bruyant, et reste difficilement en place au cours d'une même activité ou d'un même repas (comportements observables chez les enfants hyperactifs) ;
- présente avant l'âge de 7 ans des symptômes qui sont observables depuis plus de six mois, autant à la maison qu'à l'école (ou en garderie s'il s'agit d'un enfant d'âge préscolaire) ;
- montre des symptômes dont l'intensité, la fréquence et la durée permettent de préciser le diagnostic.

Le déficit de l'attention apparaît généralement tôt, vers l'âge de 3 ans, mais il n'est souvent diagnostiqué qu'à l'entrée à l'école. Ce même déficit, lorsqu'il se présente sans hyperactivité, est généralement dépisté encore plus tard. En effet, les enfants dits lunatiques ne dérangent pas et se font facilement oublier en classe. Ce sont leurs résultats scolaires et leur manque d'écoute qui mettent habituellement la puce à l'oreille aux enseignants et aux parents. Dans ce cas, la vigilance est essentielle pour éviter de confondre le déficit de l'attention sans hyperactivité et les difficultés d'apprentissage ou celles qui sont plutôt d'ordre affectif et qui pourraient passer pour la cause (déficit de l'attention) plutôt que pour une conséquence d'un problème d'autre nature. L'inverse est aussi vrai : des facteurs affectifs importants (anxiété, dépression, troubles de comportement, opposition) peuvent se greffer et masquer un déficit de l'attention lorsque celui-ci n'est pas diagnostiqué ou s'il demeure non traité.

Demander à l'enfant de « faire des efforts » ou de « faire mieux », alors qu'il n'en est pas capable, équivaut à demander au myope qui n'a pas de lunettes de « regarder mieux ». Dans ce contexte, il est absolument nécessaire d'identifier la véritable nature des difficultés d'attention de l'enfant, qu'elle soit simple ou mixte (issue de plusieurs facteurs à la fois).

Des indices dans le fonctionnement scolaire pour préciser le diagnostic

Dans le même ordre d'idées, on sait que certaines difficultés d'attention sont liées à des *problèmes instrumentaux*. Par exemple, un enfant qui a fait des otites à répétition en bas âge peut présenter des symptômes s'apparentant au déficit de l'attention. Toutefois, lorsqu'on regarde de plus près les situations dans lesquelles il est en difficulté, on observe qu'il n'éprouve des problèmes de concentration (maintenir une attention soutenue dans une tâche qui demande un effort) que lorsque l'information lui est transmise verbalement, lors d'un cours magistral par exemple. Il s'agit ici d'un trouble instrumental qui influence les capacités d'attention-concentration dans le domaine strictement verbal plutôt que d'un véritable trouble de déficit de l'attention. Dans ce type de problème, l'effet est très souvent pris pour la cause, mais le diagnostic différentiel est déterminant pour que les intervenants soient en mesure de mettre en place des moyens appropriés et éviter ainsi de recourir à la médication quand elle n'est pas nécessaire.

Lorsqu'un enfant a du mal à s'organiser devant une tâche comme dans la vie en général, lorsqu'il comprend mal les consignes, qu'il écoute peu quand on lui parle ou respecte peu les règles qu'on lui donne, il ne présente pas nécessairement un déficit de l'attention classique. Devant ces symptômes, on a tendance à émettre cette hypothèse. Pourtant, on reconnaît bien souvent des symptômes très similaires chez celui ou celle qui présente un trouble spécifique d'apprentissage du français (par exemple, de type dyslexie/dysorthographie). En effet, ce trouble est souvent associé à un déficit sur le plan du traitement des informations verbales ou des processus cognitifs responsables du traitement séquentiel des informations verbales ou non verbales. Là encore, il est de toute première importance de distinguer le déficit de l'attention du trouble spécifique d'apprentissage, ou encore de constater la présence concomitante des deux problématiques en cause afin d'élaborer un plan d'intervention efficace à court, à moyen et à long terme.

Déficit de l'attention et trouble d'apprentissage ?

Parmi les indices permettant de mettre en doute la présence d'un simple déficit attentionnel pour expliquer les difficultés scolaires de l'enfant, il faut savoir qu'il existe généralement un grand écart de rendement entre le français et les mathématiques chez l'enfant qui présente un trouble spécifique d'apprentissage, à moins qu'il soit aux prises avec les deux problèmes à la fois, soit un trouble d'apprentissage **et** un déficit de l'attention, ce qui est fréquent. Plus de la moitié des enfants qui présentent un TDAH présentent aussi des difficultés d'apprentissage liées à ces difficultés d'attention et de concentration. Toutefois, près du tiers présente, en plus, de réels troubles d'apprentissage qui sont associés au TDAH, mais qui n'en découlent pas, comme c'est le cas pour les difficultés d'apprentissage *causées* par le déficit attentionnel. Ce type de situation amène toujours les parents et les enseignants à signaler au médecin une amélioration notable de la qualité de l'attention ou une diminution de l'impulsivité ou de l'hyperactivité de l'enfant en classe, mais sans qu'il y ait d'amélioration pour ce qui est, par exemple, de la compréhension des consignes et des habiletés d'apprentissage en français. Il reste des difficultés bien spécifiques qui ne semblent pas changer malgré la médication. Dans ce contexte, il est important de distinguer les *difficultés d'apprentissage* (qui découlent par exemple d'un déficit de l'attention ou d'autres raisons de différentes natures) des *troubles d'apprentissage* (qui sont de nature plus spécifique), car on peut s'attendre à ce que les premières se règlent avec des interventions adaptées (notamment, la médication), alors que les troubles persistent en dépit de toute intervention. Dans ce contexte, si les difficultés persistent malgré la médication, il sera essentiel de vérifier si l'enfant ne présente pas, en plus, un trouble spécifique d'apprentissage, ce qui ne peut être fait qu'une fois le problème d'attention maîtrisé.

Alors qu'au primaire, l'enfant dyslexique/dysorthographique présente un écart de rendement entre le français et les mathématiques (au profit de ces dernières), il n'est pas rare qu'on voie cette tendance s'inverser au secondaire. En effet, l'enfant qui présente un trouble spécifique d'apprentissage, par exemple une dyslexie/ dysorthographie, compense généralement sa dyslexie en apprenant à privilégier la lecture à voix basse (silencieuse) plutôt qu'à haute voix. Il reste de grandes difficultés en orthographe, en raison de l'absence d'automatisation de ces habiletés et de ces connaissances. Voilà pourquoi on dit que ce type de trouble *persiste en dépit de toute intervention adaptée.* Toutefois, à la fin du primaire et au secondaire, ces jeunes éprouvent de plus en plus de difficultés en mathématiques à cause des résolutions de problèmes qui deviennent plus complexes, de même qu'en raison de l'importance croissante que prennent les opérations sur les nombres rationnels. L'algèbre représente aussi un défi pour ces enfants, parce que cela demande sensiblement les mêmes habiletés d'apprentissage que celles requises en lecture à voix haute. Il importe donc de bien discerner la part des troubles d'apprentissage de celle liée au déficit de l'attention qui, lui, ne « choisit » pas la matière scolaire dans laquelle il ira se camper.

Autre indice de taille : bien que l'enfant qui présente un trouble d'apprentissage ait du mal à suivre de longues explications verbales et à exprimer sa pensée sans « perdre le fil », comme le fait celui qui présente un déficit de l'attention, les symptômes de ce dernier sont tout de même généralement beaucoup plus apparents et manifestes dans la vie de tous les jours que celui qui présente un trouble d'apprentissage. Ce dernier est habituellement fort soulagé et plus fonctionnel hors de l'école que l'enfant qui présente un déficit de l'attention.

La symptomatologie de ces enfants se ressemble beaucoup lorsqu'on évalue la qualité de leurs habiletés sur le plan du traitement verbal et séquentiel des informations. Tout comme celui qui présente un déficit sur le plan du traitement séquentiel de l'information (déficit bien souvent associé à la dyslexie phonologique), celui qui présente un déficit de l'attention est peu attentif au discours verbal, peu habile sur le plan de la communication, souvent impulsif et mal organisé. Il est ainsi faute d'être capable d'attention soutenue, alors que l'autre l'est faute d'habiletés intellectuelles verbales ou en raison d'un manque d'efficience sur le plan des processus séquentiels de traitement de l'information.

En effet, celui qui présente un tel trouble a du mal à tenir compte des détails et de leur ordonnancement dans un tout. De plus, un tel enfant a peu accès au développement du langage intérieur, outil d'autorégulation des pensées et des actions qui l'aiderait à s'organiser, à dominer ses pensées et ses comportements, à devenir fiable, responsable et autonome. Bref, ces enfants se ressemblent beaucoup au quotidien, même si la nature de leurs troubles diffère énormément. Il faut donc être très vigilant lorsqu'il s'agit d'émettre des hypothèses diagnostiques.

Même les tests standardisés peuvent nous induire en erreur parce que celui qui présente des troubles d'organisation séquentielle échoue généralement aux tests d'attention dans lesquels il doit traiter des stimuli organisés en séquences et qui doivent être traités comme tels. Toutefois, lorsqu'on réévalue ces jeunes sous médication psychostimulante, les habiletés séquentielles de celui qui présente un déficit de l'attention se normalisent, alors qu'elles demeurent étonnamment stables et déficitaires par rapport à ses autres fonctions cognitives chez celui qui présente plutôt un déficit sur le plan des processus de traitement séquentiel. Cela démontre bien qu'il s'agit d'un trouble spécifique plutôt que de l'effet du déficit de l'attention sur les habiletés cognitives.

Il importe donc de s'assurer que les tests standardisés servant à évaluer les habiletés attentionnelles des enfants soient de natures différentes si l'on veut apercevoir un déficit de l'attention qui limite les habiletés cognitives de façon généralisée et pas seulement dans un domaine très spécifique.

La période des devoirs et des leçons

L'enfant qui présente un véritable trouble de déficit de l'attention, avec ou sans hyperactivité, donne assez de fil à retordre à ses parents pour que la période des devoirs et des leçons devienne un véritable affrontement. De façon générale, les parents doivent composer avec un enfant qui revient fatigué de sa journée et qui est aux prises avec les mêmes difficultés d'attention et de concentration que celles qui étaient à l'origine de la consultation médicale. C'est la raison pour laquelle on fait de plus en plus appel à certains psychostimulants qui agissent plus longtemps et qui peuvent aider l'enfant aussi bien durant la journée à l'école qu'au cours de cette période. On peut aussi adopter différentes stratégies pour aider cet enfant à mener à terme ses tâches sans que cela devienne un cauchemar pour tout le monde.

Des moyens à la portée des parents

Comme nous l'avons expliqué précédemment, les causes des problèmes d'attention et de concentration peuvent être de nature neurologique ou environnementale. Les dernières sont plus fréquentes, mais généralement passagères. Il arrive, en effet, que l'enfant ait une prédisposition neurologique et que celle-ci soit alimentée par des causes environnementales, ce qui le rend encore plus vulnérable à l'école et avec ses amis. Les problèmes s'aggravent alors au fur et à mesure qu'il grandit. Il est donc important de consulter le médecin pour faire préciser la nature des difficultés d'attention qui sont en jeu et pour mettre en place des mesures appropriées, compte tenu des capacités réelles de l'enfant.

En théorie, on peut s'attendre à ce qu'un enfant soit capable de se concentrer ou de soutenir son attention sur une même tâche pendant une période d'environ quatre fois son âge. Ainsi, un enfant de 10 ans devrait être en mesure d'avoir une attention soutenue pendant 40 minutes sans interruption. En deçà de cette période, on peut se questionner sur ses habiletés d'attention. Par contre, il faut prendre garde de ne pas sauter trop vite aux conclusions ; les enfants ayant tous des tempéraments différents, certains sont plus actifs que d'autres et cela ne doit pas être considéré comme un problème en soi. Il est important de nuancer nos observations en distinguant une agitation excessive chez l'enfant et un seuil d'intolérance élevé chez l'adulte. Par exemple, des parents s'étonnent du besoin de bouger de leur garçon en le comparant à celui de leur fille ; or, c'est là une différence de comportement normale. Il est généralement admis que, même chez les enfants ne présentant pas ce type de difficultés, les garçons consacrent moins de temps que les filles à une même activité. Ils changent trois fois plus souvent d'activité qu'elles. Il ne s'agit donc pas d'un problème, mais d'une différence avec laquelle il faut composer. Voilà pourquoi il est important de comparer les comportements des enfants en fonction de la différence de sexe, mais aussi en tenant compte de l'âge et du tempérament des autres membres de la famille.

Ces enfants ont souvent beaucoup de difficultés à respecter les règles qui leur sont imposées en raison de leur impulsivité, mais aussi parce que celles-ci sont souvent trop abstraites et présentées verbalement. On doit donc faire appel à des moyens qui aident les enfants à mieux intégrer une règle et à freiner leur impulsion, donc à réfléchir avant d'agir. Ainsi, il est recommandé d'illustrer cette règle par une image ou un symbole et de s'entendre sur un signe d'avertissement avant de sévir lorsque la règle est enfreinte. Par exemple, avec un enfant à qui l'on demande de s'exprimer sans crier, on peut convenir, s'il élève la voix, d'un signe de la main pour lui rappeler ce qui a été convenu. On peut aussi afficher dans la maison un dessin d'enfant qui s'exprime avec des mots plutôt qu'avec des cris. Toute image qui lui rappelle le comportement attendu peut permettre d'accroître l'intégration de la règle, même s'il ne l'a pas constamment sous les yeux. Le seul fait d'avoir « fait et vu » ce dessin facilite l'intégration de la règle.

Tel que nous l'avons maintes fois mentionné, les difficultés d'attention d'un enfant peuvent être de natures fort différentes et varier considérablement d'un enfant à l'autre. Cela étant dit, nous sommes quand même en mesure de proposer ici des **moyens d'ordre général** pour aider les parents à accompagner les enfants qui présentent ce type de difficultés dans leurs devoirs et leçons, indépendamment de l'étiologie du problème. Toutefois, nous émettons la précision suivante : il faut poser un diagnostic clair pour intervenir de façon précise auprès de l'enfant. Un retard dans la confirmation du diagnostic ne doit jamais compromettre la mise en place rapide de moyens pour faciliter la vie scolaire de l'enfant, en dépit de ses difficultés.

- Laisser l'enfant se reposer après l'école avant qu'il se mette à la tâche. Une activité motrice peut être fort bénéfique pour aider l'enfant hyperactif à évacuer les tensions accumulées au cours d'une journée d'école pendant laquelle il a dû contenir son besoin de bouger et freiner ses impulsions. Lorsqu'une médication psychostimulante est utilisée, certains auront avantage à laisser passer ce qu'on appelle communément le *down* du *Ritalin*™ avant de s'engager dans leurs devoirs et leçons. Il existe maintenant des médicaments dont la durée d'action est prolongée de façon considérable, ce qui permet à l'enfant de faire ses devoirs sous l'effet de sa médication.
- Proposer à l'enfant de diviser la période des devoirs et des leçons en deux moments distincts, interrompus par une pause ou encore par une bonne nuit de sommeil. Ces enfants sont souvent plus alertes le matin pour terminer les devoirs et les leçons amorcés la veille.
- Organiser ses activités en respectant trois paramètres déterminants dans la réussite des enfants qui présentent un TDAH : variété, brièveté et structure. En effet, ces enfants profitent mieux d'activités courtes, variées et bien structurées.
- Entraîner l'enfant à différentes stratégies d'apprentissage, en mettant la priorité sur celles qui privilégient les modes visuel et kinesthésique. Cela peut lui être utile, surtout s'il présente, en plus de ses difficultés d'attention, un style cognitif qui engendre toujours les mêmes façons de faire. Il n'est pas rare d'observer des enfants qui utilisent constamment les mêmes stratégies, celles qui leur ont été enseignées, mais qui sont parfois contraires à celles correspondant à leur style cognitif (voir à ce sujet le livre *Au retour de l'école,* qui propose une panoplie de moyens verbaux, visuels et kinesthésiques pouvant être utiles aux enfants à l'heure des devoirs).
- Les stratégies kinesthésiques proposées au quatrième chapitre du livre *Au retour de l'école* peuvent être utiles et intéressantes

à pratiquer pour les enfants hyperactifs ou plus moteurs que les autres. On peut les encourager à se déplacer « dans leur tête » ou mentalement lorsqu'ils ont envie de bouger, mais qu'ils ne le peuvent pas physiquement (stratégies de visualisation). Ils peuvent également apprendre leurs tables de multiplication en marchant et en les répétant à haute voix au même rythme que leurs pas, etc.

- Aider l'enfant à s'organiser dans le temps (horaires fixes) et dans l'espace (endroit calme dénué de sources de distraction) avant de se mettre à la tâche. La mise en place de certaines routines ne peut être que rassurante : celles-ci lui procurent un cadre à l'intérieur duquel fonctionner. En ce sens, on mettra en place une véritable discipline afin d'atteindre les buts fixés au préalable en ce qui concerne les devoirs et les leçons. Ces enfants ont besoin de limites et de consignes claires, cohérentes et constantes (appelées les 3 C).

- Voir avec l'enfant comment il peut s'organiser dans les moments de transition pour éviter de décrocher entre deux devoirs, ce qui s'avère toujours difficile pour un enfant qui présente un déficit de l'attention avec ou sans hyperactivité. On peut lui proposer, par exemple, de cocher dans son agenda ce qu'il vient d'effectuer avant de passer au travail suivant.

- Lui enseigner à faire des listes « aide-mémoire » sur lesquelles il peut cocher ce qu'il a fait et mieux voir ce qui reste à faire. Cela est fort utile dans plusieurs secteurs de sa vie parce que les fréquents oublis lui nuisent à l'école ainsi que dans tous les autres domaines de sa vie.

- L'encourager à se centrer sur une seule chose à la fois et à faire taire les messages intérieurs qui le distraient de sa tâche. L'aider à prendre conscience de ces messages qui minent sa confiance (« je ne suis pas capable », « je n'y arriverai pas ») en lui suggérant de les remplacer par d'autres : « j'essaie », « je fais du mieux que je peux », « si je ne comprends vraiment pas, je demanderai de l'aide ou des explications supplémentaires demain ».

- Lui suggérer de « vider ses poches » à la fin d'une journée d'école afin d'éloigner de lui les tracas qui pourraient le distraire. Il peut écrire ces tracas ou les dessiner dans un calepin prévu à cet effet. S'il le souhaite et s'il veut trouver des solutions à ce qui l'a dérangé au cours de la journée, il peut toujours y revenir par la suite et en discuter avec ses parents ou avec toute autre personne de son entourage.

- Utiliser des pictogrammes pour réduire la fréquence, la durée
  et la reprise continuelle des explications qui lui ont été données ou des démarches qui lui ont été recommandées.
- L'encourager à être le plus actif possible dans sa démarche
  d'apprentissage, particulièrement dans l'étude des leçons qu'il
  risque de bâcler s'il met beaucoup d'énergie à combattre son
  besoin de se mettre en action. Lui fournir un cahier dans
  lequel il peut griffonner, se faire des exemples ou inscrire les
  pensées qui le distraient afin d'y revenir ensuite. Voilà un bon
  moyen de l'aider à rester actif durant ses moments d'étude.
- Encourager l'enfant à « se parler à lui-même » tout haut, s'il
  ne peut pas encore le faire « intérieurement ». Discuter avec
  son enseignant de cette façon de faire qui aide les enfants
  présentant un déficit de l'attention. L'enseignant organise sa
  classe de façon à ce que l'enfant puisse le faire sans déranger
  ses compagnons pendant qu'il travaille. Il s'agit ici d'un outil
  pédagogique plutôt que d'un comportement dérangeant, qui
  devrait l'aider à réfléchir de plus en plus souvent en silence.
- Discuter avec l'enseignant afin d'éviter que l'enfant soit assis
  au centre et en avant de la classe (pour « l'avoir à l'œil »), cela
  contribuant à accroître l'aspect dérangeant de son agitation
  motrice qu'il ne peut pas toujours maîtriser. Lui choisir une
  place en avant et sur le côté, ou même à l'arrière s'il peut
  quand même profiter du soutien visuel offert par l'enseignant
  qui utilise beaucoup le tableau pour démontrer ce qu'il
  explique. On peut ainsi avoir une plus grande tolérance à
  l'égard de l'enfant qui bouge, sans que ses compagnons soient
  dérangés par ces comportements. L'utilisation des feutres sous
  les pattes des chaises (ou de balles de tennis) aide à diminuer
  les bruits dans la classe. On peut aider l'enseignant à équiper
  sa classe en allant chercher des balles usagées dans un centre
  sportif, les balles de tennis faisant d'excellents feutres à peu
  de frais. Depuis quelques années, on trouve ces balles, desti-
  nées aux chaises et pupitres, dans les magasins de matériel
  scolaire.
- Se rappeler que le fait de maintenir la motivation de l'enfant,
  malgré son retard scolaire, constitue un facteur de protection
  contre un abandon scolaire éventuel.
- Offrir des renforcements positifs à l'enfant qui sait s'acquitter
  de ses travaux sans trop dépendre de l'adulte. Un tableau de
  renforcement peut être utilisé dans la mesure où les comportements à améliorer sont choisis avec l'enfant. On ne peut pas
  viser l'amélioration de tous les comportements à la fois et il

est préférable de commencer par ceux qui sont les plus faciles à changer. Les privilèges acquis quand les objectifs sont atteints peuvent être des activités ou de petits cadeaux. On peut utiliser un tel tableau pour tout objectif à atteindre ou toute règle à faire respecter. Les objectifs (comportements souhaités) et les règles doivent être clairs et décrits en termes précis, observables et mesurables.

- Éviter à tout prix le piège des renforcements négatifs. L'attention portée aux comportements inadéquats entraîne souvent l'effet contraire de celui désiré, alors qu'il s'avère plus efficace d'utiliser des renforcements positifs pour encourager les comportements appropriés. Il est bien évident qu'il ne faut pas passer sous silence un geste répréhensible, mais il s'agit d'éviter l'excès de remontrances afin de rendre efficaces celles qui doivent être faites.

- Inciter l'enfant à noter les numéros de téléphone de ses compagnons pour avoir accès à un camarade de classe s'il lui manque certains renseignements dont il aurait besoin pour mener à terme ses travaux scolaires.

- Cibler des objectifs réalistes et renforcer tous les succès, si minimes soient-ils, pour aider l'enfant à gagner progressivement de la confiance. Par la suite, il est souhaitable d'augmenter peu à peu l'envergure des défis. Par exemple, pour effectuer une tâche précise on propose à l'enfant d'abord de rester assis à sa table de travail durant cinq minutes sans se lever, temps qu'il mesure lui-même avec un chronomètre, puis on allonge cette période pour passer à dix minutes et ainsi de suite. On fait avec l'enfant un graphique de ses progrès pour qu'il voie concrètement le résultat de ses efforts.

- Éviter de prolonger indûment la période de devoirs au terme de la période prévue pour ses travaux scolaires ou pendant la fin de semaine. Lui proposer plutôt une activité différente dans laquelle il doit utiliser des habiletés similaires à celles requises pour apprendre (par exemple, une recette à exécuter ensemble ou un jeu éducatif). De cette façon, il exerce ses capacités d'attention dans des activités qui ne sont pas stimulées uniquement par ses sens, comme le font la télévision, l'ordinateur ou les jeux vidéo. Les jeux de construction, de société, de cartes, de logique, les jeux de mots et les activités de bricolage se prêtent mieux à l'exercice de ses habiletés d'attention.

- Préparer les périodes de transition entre deux activités, car ces enfants tolèrent mal les changements imprévus. Annoncer ce qui se passera après cette période à faire telle ou telle activité. Soyez prévisible dans votre organisation quotidienne et tout le monde s'en portera mieux.

- Aider l'enfant à se concentrer en lui enseignant comment respirer avant de se mettre à la tâche. Quelques respirations lentes et profondes, en gonflant le ventre à l'inspiration et en expirant par la bouche, aident l'enfant à se calmer et à se centrer sur ses tâches.

- Lui proposer un endroit calme pour se reposer lorsqu'il en ressent le besoin ou quand il devient agité. Cet endroit doit être utilisé de façon préventive et non punitive, afin que l'enfant s'entraîne à observer et à ressentir ce qui se passe en lui à cette occasion. Il peut alors vraiment ressentir son changement d'attitude et de disponibilité aux apprentissages l'ayant conduit à devoir se retirer, pour ensuite se recentrer sur l'activité en cours. C'est ainsi qu'il apprendra à faire des gestes conscients et volontaires pour mieux affronter ces états passagers.

- L'inciter à participer à une activité parascolaire dans laquelle il a de fortes chances d'être compétent. Le choix de cette activité doit se faire en évitant celles qui provoquent des stimulations trop intenses ou encore celles qui imposent un trop grand nombre de règles. La natation et le karaté sont reconnus pour aider les enfants à se concentrer et à acquérir une bonne discipline ainsi que la maîtrise de soi. Cela les aide à canaliser sainement leur énergie à l'école et à la maison. Au besoin, l'enfant hyperactif qui a du mal à fonctionner en groupe et à respecter les règles des activités parascolaires a avantage à prendre sa médication, même si cette activité se déroule la fin de semaine. Il en profitera mieux ainsi. Le médecin de l'enfant précisera aux parents quand et comment donner cette médication qui améliore non seulement la capacité d'apprentissage de ces enfants, mais aussi, de façon générale, l'ensemble de leur fonctionnement social.

- Une hygiène de vie est essentielle pour ces enfants qui ont besoin de toute leur disponibilité pour apprendre. Cela nécessite de bonnes nuits de sommeil, de 10 à 12 heures par nuit selon l'âge de l'enfant (huit heures par nuit pour un jeune du secondaire), une alimentation saine (sans excès de sucres), en commençant par un petit-déjeuner et, finalement, certaines restrictions quant aux heures d'écoute de télévision. Les pédiatres recommandent généralement un maximum d'une heure par jour de télévision ou de jeux vidéo.

- Imposer un minimum de discipline à la maison. Ce type d'encadrement sécurise l'enfant qui manque de balises internes, les règles constituant le cadre à l'intérieur duquel il peut agir plus librement.
- Encourager l'enfant à faire des activités physiques afin de l'aider à dépenser son énergie tout en aidant son cerveau à s'oxygéner. Rappelons-nous la célèbre formule du poète latin Juvénal : « Un esprit sain dans un corps sain ».
- Encourager l'enfant hyperactif à manipuler une balle anti-stress lorsqu'il doit lire ou écouter en classe pendant de longues périodes.

L'histoire d'Émilie

Voici l'histoire d'une enfant chez qui l'identification d'un déficit de l'attention aura été très déterminante, mais insuffisante à la remettre en piste sur le plan scolaire. Le problème de ces enfants est bien souvent plus complexe qu'il n'y paraît en raison de facteurs associés qui dépassent largement l'intervention médicamenteuse.

Émilie est une belle petite fille de 6 ans qui vit dans une famille d'accueil depuis l'âge de 2 ans. Elle a commencé sa première année sans avoir les préalables nécessaires pour suivre le rythme de la classe. On l'a décrite alors comme très impulsive en classe et incapable de respecter les règles et les consignes. C'est ainsi qu'elle passait une grande partie de son temps hors de la classe, son enseignante l'obligeant à sortir quand elle dérogeait aux règles ou qu'elle ne fonctionnait pas dans le groupe.

Il y avait de fortes tensions entre l'enfant et son enseignante, qui la trouvait défiante parce qu'incapable de répondre à ses exigences. Les tensions se sont inévitablement installées entre l'enseignante et les parents d'Émilie. Ceux-ci craignaient surtout que cette enfant, qui avait tant besoin de la relation à l'autre pour se sentir en sécurité et en confiance en dehors de la maison, ne perde la motivation pour l'école qu'elle possédait pourtant en début d'année. Devant la détérioration de la relation entre l'enseignante, l'enfant et ses parents, et devant l'aggravation des régressions d'Émilie dans son milieu scolaire, l'équipe-école recommanda de la retourner en maternelle ou dans une classe de maturation, ce qui impliquait un changement d'école. Ses parents s'opposèrent fermement à cette décision, notamment parce que la sœur d'Émilie, seul point d'ancrage réel pour cette petite fille dont les racines étaient déjà fragilisées par son histoire, fréquentait la même école qu'elle. Ils estimaient qu'il était très important de ne pas les séparer. Ils ont donc refusé un tel changement en cours d'année d'autant plus que, dès la maternelle, il était clair qu'Émilie allait entrer en première année sans avoir tous les acquis nécessaires pour réussir. Or, c'est l'école qui avait insisté pour qu'elle passe en première année, malgré ce que souhaitaient les parents.

L'évaluation d'Émilie a permis de confirmer un déficit de l'attention avec beaucoup d'impulsivité, ainsi qu'un fort déficit d'organisation séquentielle, ces deux problèmes risquant de lui causer beaucoup de difficultés pour ce qui est de l'apprentissage. En fait, malgré son jeune âge, elle présentait déjà de nombreux signes évocateurs d'une dyslexie potentielle. Toutefois, le fait d'avoir en plus un tel déficit de l'attention ne lui permettait pas de profiter de la rééducation dont elle avait besoin ni d'acquérir les stratégies compensatoires qui lui étaient nécessaires pour apprendre. Améliorer les habiletés d'attention de cette enfant devenait urgent afin qu'elle reste dans la classe et qu'elle ait accès à ses forces pour compenser ses difficultés d'apprentissage.

Émilie avait besoin d'une aide médicamenteuse puis d'une intervention bien spécifique en orthopédagogie pour l'aider à récupérer de ses retards et, surtout, pour lui enseigner des stratégies d'apprentissage qui tiennent compte de ses forces et faiblesses.

En terme d'orientation scolaire, Émilie aurait eu avantage à refaire sa maternelle. Sur le plan psychologique toutefois, il était contre-indiqué d'effectuer un changement d'école en milieu d'année en raison de ses besoins de stabilité, d'enracinement et d'attachement. Il était tout de même évident qu'elle ne passerait pas en deuxième l'année suivante. On fit donc un essai de traitement médicamenteux: Émilie répondit très bien au *Ritalin*™, ce qui nous permettait de présumer qu'elle allait profiter de la reprise de sa première année, une fois en possession d'habiletés d'attention bien maîtrisées. Il est important de signaler que dans une telle situation, le choix de l'enseignant est déterminant. Cette enfant avait besoin d'un encadrement ferme et aussi d'une relation positive avec celui-ci.

Quelques éléments à retenir sur le TDAH

- Il ne faut pas hésiter à demander une évaluation complète des capacités et des difficultés d'apprentissage de l'enfant, afin de bien préciser s'il s'agit d'un réel déficit d'attention, d'un trouble d'apprentissage ou encore d'un problème d'attitude ou de motivation. Cette évaluation permet d'ajuster les demandes et de cibler les interventions. Dès que les résultats de l'enfant ne reflètent pas le temps et l'effort consacrés dans ses périodes d'étude, il y a lieu de se questionner sur la nature du problème.

- Plus de garçons que de filles présentent des difficultés d'apprentissage ainsi que des problèmes d'attention, avec ou sans hyperactivité. Par ailleurs, il est normal que les garçons ressentent le besoin de bouger et qu'ils restent moins longtemps concentrés que les filles sur une même activité. Cela ne permet pas de poser un diagnostic d'hyperactivité ou de déficit de l'attention. Seuls le médecin et certains professionnels peuvent poser un tel diagnostic en précisant certains aspects du problème de l'enfant à partir de critères très précis concernant l'hyperactivité, l'impulsivité et la distractivité. Il faut également prendre en compte des paramètres d'intensité, de fréquence et de durée des symptômes avant de poser un tel diagnostic.

- Se rappeler qu'un horaire régulier et l'établissement d'habitudes dans l'organisation de la période des devoirs et des leçons épargnent aux parents bien des négociations qui tournent facilement à l'affrontement.

- Quelles que soient les difficultés de l'enfant à l'école, ses devoirs et ses leçons doivent toujours être pour lui un **défi surmontable**, c'est-à-dire adapté à ce qu'il peut réellement réaliser sans avoir besoin d'un soutien constant de la part des parents. Si tel n'est pas le cas, mieux vaut en discuter avec son enseignant pour trouver une solution afin que les travaux demandés au jeune correspondent mieux à ses capacités.

- Les élèves en difficulté devraient recevoir à l'école l'aide nécessaire pour apprendre et s'adapter le mieux possible. Plus l'enfant est atteint et plus il a droit à des services adaptés. L'intervention mise en place à l'école aidera les parents à savoir quoi faire pour accompagner l'enfant dans les travaux qu'il doit effectuer à la maison. Certains enfants ont de sérieux problèmes à répondre aux exigences de l'enseignant. Or, celui-ci est généralement le mieux placé pour aider les parents à réagir, que ce soit en les dirigeant vers des professionnels qui aideront à éclaircir la nature du problème ou en s'engageant lui-même directement auprès de l'enfant qui semble noyé dans les exigences du milieu. Les parents ne doivent pas se gêner ni se culpabiliser d'avoir recours à des ressources extérieures pour aider leur enfant à mieux vivre l'école. Tous les enfants ont, à un moment ou l'autre de leur vie, des périodes difficiles. Les intervenants du milieu scolaire sont les premiers à se sentir concernés et à pouvoir agir quand l'enfant présente des problèmes d'ordre scolaire.

- Devant les difficultés scolaires d'un enfant, chacun doit faire sa part pour tenter d'améliorer ce qui peut l'être. Les parents ont la responsabilité d'établir une discipline et des habitudes stables à la maison. Ils ont aussi la responsabilité de garder une « juste distance » avec leur enfant autour de ce qui se passe à l'école, car celle-ci ne peut jouer son rôle qu'avec l'assentiment, la confiance et le respect des parents. De cette façon, ils délèguent une partie de leur autorité parentale. Les enseignants aussi ont une lourde tâche à assumer. Comme les parents, ils ont la responsabilité de voir à ce que chacun se sente respecté dans son rôle et, au besoin, d'interpeller d'autres instances. Ils doivent surtout éviter de se sentir jugés lorsqu'ils sont en présence de parents difficiles ou d'enfants en difficulté ; ils doivent se montrer compréhensifs envers leurs inquiétudes. Il leur appartient de rechercher, avec les parents et avec l'enfant, des pistes de solution sans confrontation inutile. L'enfant a certainement le plus grand rôle à jouer, mais il ne peut le faire que s'il est épaulé par ses parents et par l'enseignant qui travaillent ensemble pour l'aider à trouver une place intéressante et stimulante à l'école. Le travail de chacun est essentiel pour établir un rapport école-élève-famille harmonieux, propice à la réussite scolaire et sociale de l'enfant.

CHAPITRE 10

Les filles et le TDAH

PAR HÉLÈNE PÂQUET

On perçoit depuis longtemps le TDAH comme étant à prédominance masculine. Au Québec, la proportion de garçons évalués par rapport aux filles est d'environ quatre garçons pour une fille. Cependant, depuis quelques années, certains chercheurs pensent qu'il y aurait autant de filles que de garçons souffrant d'un déficit de l'attention. Le TDAH se présente-t-il de façon différente chez les filles ? Si oui, quelles sont les particularités cliniques d'un TDAH chez les filles et quels sont les moyens précis de le traiter ?

On diagnostique le trouble de déficit de l'attention et d'hyperactivité en observant plusieurs signes et symptômes. D'abord, les enfants présentant un TDAH doivent avoir été identifiés par leur famille, leurs compagnons ou le personnel de l'école avant d'être référés à un médecin pour un diagnostic.

La docteure Patricia Quinn, pédiatre spécialisée en trouble de déficit de l'attention, croit que le TDAH est sous-diagnostiqué chez les filles car celles-ci présentent des symptômes considérés comme moins « dérangeants » par rapport à ceux qu'on observe chez les garçons. Les filles ont plus souvent un trouble de déficit de l'attention de type inattentif que de type hyperactif-impulsif. C'est pourquoi, souvent, elles ne sont pas identifiées par le parent ou l'enseignant qui interprètent différemment les signes comme l'anxiété, la rêverie, le manque d'encadrement. Les filles sont donc moins référées pour évaluation médicale, leurs difficultés passant plus facilement inaperçues. En présence d'une fille souffrant d'un TDAH de type inattentif, le médecin de famille qui ne reconnaît pas l'ensemble des symptômes dérangeants d'un trouble de déficit de l'attention ne demandera pas de consultation chez un spécialiste. C'est ce qui expliquerait pourquoi le TDAH est moins souvent diagnostiqué chez les filles et pourquoi il y a moins de filles que de garçons dans les études scientifiques et cliniques

portant sur le TDAH. Les recherches scientifiques ont effectivement prouvé qu'il existe des différences sexuelles marquées dans
la présentation du trouble de déficit de l'attention chez les enfants.
De façon générale, les filles sont plus sévèrement atteintes pour
ce qui est de l'attention. Elles risquent deux fois plus que les garçons de présenter un TDAH à prédominance inattentive.

Les filles qui présentent un TDAH se conforment moins facilement aux règles établies et vivent plus de rejet social que leurs
camarades. De façon générale, les filles ont des attentes sociales
bien différentes des garçons de leur âge. Elles entretiennent entre
elles des relations basées sur la coopération et qui proscrivent les
comportements reliés à la concurrence. La fille impulsive ou
agressive est donc sujette au rejet de son groupe. L'estime de soi
et les relations sociales sont souvent fragiles.

Les filles sont plus touchées que les garçons pour ce qui est de
la cognition. Elles présentent des symptômes qui s'expriment
davantage en silence et qui ne sont pas toujours perçus par l'entourage. Elles se blâment de leurs échecs, se démoralisent et ont
une faible estime d'elles-mêmes. Ces comportements peuvent
causer de l'anxiété et mener à une dépression ou à des troubles
de conduite à l'adolescence ou à l'âge adulte, comme le démontrent les études chez les femmes souffrant d'un TDAH.

Les filles souffrant d'un trouble de déficit de l'attention présentent moins de comportements déviants, de trouble d'opposition et d'hyperactivité que les garçons. Ceux-ci ont des
symptômes dits extériorisés qui peuvent mener à des troubles
d'opposition, à de l'agressivité, à de la délinquance, à des troubles
de conduite et à de l'abus de substances illicites. Les garçons qui
présentent ce type de comportements ou de symptômes sont
rapidement identifiés par les parents, les enseignants ou la col-
lectivité et ils sont alors référés pour traitement.

Malgré leur sévérité, les symptômes de TDAH passent plus
facilement inaperçus chez les filles, car ils n'ont pas d'effet immédiat sur les autres enfants. C'est ce qui fait que les proches et les
médecins ont de la difficulté à diagnostiquer chez les filles un
trouble de déficit de l'attention.

Les sous-types de TDAH chez les filles

La docteure Kathleen G. Nadeau et la docteure Patricia Quinn
proposent quatre types pour désigner les filles souffrant d'un
trouble de déficit de l'attention. Ces types représentent un

ensemble de comportements déviants et il ne faut pas les confondre avec des traits de caractère, ce qui relèverait plutôt d'un jugement social. On fait appel à ces types pour mieux reconnaître le TDAH chez les filles.

Le type «garçon manqué»

Les filles présentant un TDAH et qui font partie du groupe «garçon manqué» sont plus actives physiquement. Elles poussent, frappent, lancent des objets lorsqu'elles sont excitées. Elles ont le goût du risque (exemple d'activités à haut risque: grimper aux arbres). Elles sont moins attirées par les activités typiquement associées aux filles, comme les jeux passifs à caractère social (jouer à la poupée, bricolage). Elles se différencient des garçons souffrant d'un trouble de déficit de l'attention par leur tendance à vouloir faire plaisir à l'adulte et à bien se conformer aux règles, à la maison et à l'école. La calligraphie de ces jeunes filles est souvent inélégante. Elles sont plus brouillonnes que leurs camarades et leur bureau est souvent désorganisé. De plus, elles risquent aussi d'avoir des troubles d'apprentissage.

Le parent voit un «garçon manqué» et l'enseignant voit plutôt une enfant qui manque d'encadrement et qui n'est pas très intéressée par les matières scolaires.

C'est le type le plus souvent diagnostiqué, car il correspond au profil traditionnel d'un enfant ayant un TDAH.

Le type «rêveuse»

Les filles du type «rêveuse» sont plus timides et effacées que celles du type «garçon manqué». Elles préfèrent jouer seules et regarder les autres. Elles sont désorganisées et ont beaucoup de difficultés à suivre les consignes et à être ponctuelles. Elles sont souvent débordées par la moindre tâche et deviennent anxieuses devant les résultats. Devant une situation stressante ou exigeante, elles réagissent en se sauvant dans leurs rêveries. Même si elles semblent écouter les consignes, il n'en est rien. Elles vivent beaucoup de pression pour se conformer aux exigences et adoptent parfois des comportements obsessifs pour compenser leur désorganisation.

Le parent voit une rêveuse et l'enseignant voit une enfant anxieuse ou lente intellectuellement.

Comme elles n'ont pas de problèmes de comportement, elles passent souvent inaperçues.

Le type « placoteuse »

Les filles du type « placoteuse » se différencient des autres par leur hyperactivité verbale. En effet, elles parlent beaucoup et sont facilement excitables. Elles interrompent les conversations des autres et font du coq-à-l'âne. Elles veulent être le centre d'intérêt et prennent beaucoup de place. Elles agissent en leader et leur compagnie est plutôt agréable. Elles sont pleines d'enthousiasme et distrayantes pour les autres. Elles ont de la difficulté à garder leurs amis, car elles sont plutôt « bosseuses » et ne les écoutent pas assez.

Ces filles hypersociables peuvent plus tard avoir des comportements à risque, comme la consommation de cigarettes ou de drogues ou des relations sexuelles précoces, en réaction à de mauvais résultats en société ou à l'école.

Le parent voit (ou dans ce cas-ci « entend ») une fille qui parle beaucoup et qui a du caractère, tandis que l'enseignant voit une élève trop sociable, plus intéressée aux autres qu'à l'étude.

Ce type est une combinaison du déficit de l'attention et de l'hyperactivité.

Le type « douée »

Les filles souffrant d'un TDAH qui sont très douées intellectuellement sont généralement diagnostiquées plus tardivement que les autres types. C'est à l'entrée au secondaire qu'on les reconnaît le plus facilement. Leurs compétences intellectuelles élevées leur permettent de donner un bon rendement dans les tâches simples, mais lorsque les tâches deviennent multiples et complexes, elles ne réussissent pas selon leur capacité. Elles ont un bon comportement et un bon environnement social. Elles ne présentent pas de troubles d'apprentissage et réussissent malgré tout à l'école.

Le parent et l'enseignant voient une enfant modèle au primaire. Lorsque les difficultés apparaissent au secondaire, on croit souvent que la fillette a des problèmes à s'adapter à sa nouvelle école.

En conclusion

La description de ces quatre types de TDAH chez les filles permet d'identifier plus facilement les enfants atteints. Lorsqu'un parent ou un enseignant croit reconnaître certains traits d'un trouble de déficit de l'attention et qu'il pense qu'une fille n'atteint pas ses pleines capacités (scolaires, sportives, sociales, familiales ou personnelles), on lui demande de remplir un questionnaire. Ceux-ci permettent de dépister un TDAH grâce à certains énoncés qui correspondent à une population cible, énoncés qui décrivent très bien les comportements d'hyperactivité, d'impulsivité et de trouble de conduite vécus par les garçons. Tel que nous en avons discuté précédemment, il n'y a qu'un seul type de TDAH féminin qui correspond à cette description et pour lequel les questionnaires habituellement utilisés permettent de conclure à un TDAH.

Puisque les filles ont plus que les garçons des symptômes d'inattention, d'anxiété, de labilité émotionnelle et de rejet social, on doit utiliser un questionnaire plus spécifique. Mieux les parents et les professionnels sauront reconnaître les filles qui présentent un TDAH, mieux nous pourrons les soutenir, les encourager et les traiter, pour leur assurer un plein développement et leur permettre d'obtenir du succès.

Chapitre 11

Le trouble de déficit de l'attention avec hyperactivité à l'adolescence

Olivier Jamoulle

L'adolescence et ses enjeux

Avant d'aborder le trouble de déficit de l'attention et hyperactivité à l'adolescence, il est important pour le lecteur de bien comprendre les principes généraux de l'adolescence.

Cette période correspond à une transition entre l'enfance et l'âge adulte. De profondes modifications surviennent alors, non seulement sur le plan physique, mais aussi sur les plans psychologique et social. La puberté se met en place avec ses nombreux changements physiques, biologiques et hormonaux.

Pour la majorité des adolescents, tout se passe bien, ils vivent la période de l'adolescence sans trop de difficultés. Cependant, ils doivent affronter différents enjeux, majeurs chez certains, mineurs chez d'autres. Pour expliquer ces enjeux et pour mieux se repérer, on dit que l'adolescence est divisée en trois phases : le début de l'adolescence (11-13 ans), le milieu de l'adolescence (14-16 ans) et la fin de l'adolescence (17-19 ans). On reconnaît globalement quatre enjeux principaux.

Le premier enjeu : **l'indépendance.** Au début, on observe une baisse d'intérêt de l'adolescent pour les activités parentales. Il remet tout en question et négocie. Les critiques fusent de toutes parts. L'enfant n'accepte plus les conseils parentaux. Les conflits avec les parents se trouvent souvent à leur apogée vers le milieu de l'adolescence. Vers la fin de l'adolescence, il y a une sorte de réappropriation de certains conseils parentaux. Il arrive même, à l'inverse, que certains deviennent à nouveau dépendants de leurs parents...

Le second enjeu : **l'image corporelle**. On l'a vu, avec la puberté les modifications du corps sont impressionnantes. En début d'adolescence, le jeune se pose des questions, s'interroge sur le caractère normal de ce qu'il vit et sur les modifications corporelles qui surviennent en lui. Les fonctions sexuelles débutent, la comparaison avec les pairs est primordiale. En milieu d'adolescence, le corps doit devenir le plus attirant possible : c'est l'époque des tatouages, des codes vestimentaires, des perçages. En fin d'adolescence, le jeune a accepté ses changements physiques, son corps est devenu adulte.

Le troisième enjeu correspond **au rôle des pairs**. Les amis prennent toute leur importance ! En général, c'est d'abord l'ami du même sexe qui prédomine, puis c'est le groupe qui compte avant tout. Il y a des codes d'appartenance, une véritable identification. Le groupe est sportif ou artistique ou il peut être constitué d'une simple bande d'amis, d'une partie de la classe... Au milieu de l'adolescence, le jeune utilise le groupe comme moyen d'avoir accès à des représentants du sexe opposé. Un certain nombre d'entre eux vit des expériences sexuelles. Et les rejets sont parfois rudes. Par la suite, vers la fin de l'adolescence, l'intérêt se place davantage dans une relation intime et le groupe prend moins de place.

Le dernier enjeu correspond au processus **d'identification**. En début d'adolescence, le jeune teste l'autorité, pousse les limites. C'est aussi à ce moment que l'adolescent a besoin de plus d'intimité. Tout à coup, les parents n'ont plus le même accès à sa chambre et à ses secrets que durant l'enfance. Et c'est normal ! C'est souvent à ce moment-là que le jeune tient un journal intime. Le monde imaginaire devient très riche, les buts peuvent être idéalistes ou fantastiques. La flânerie, si chère à cette période de la vie, prend tout son sens ici. Les capacités d'abstraction se développent. C'est aussi au début de l'adolescence qu'on observe de l'impulsivité, menant parfois à des conduites dangereuses (dans la sexualité, dans la consommation de drogues). Le sentiment d'invulnérabilité est présent à des degrés variables chez les adolescents. Cela peut avoir pour conséquence de renforcer certains comportements dangereux, particulièrement au milieu de l'adolescence. C'est dans ces moments que les risques d'accidents et de blessures sont les plus élevés. Par contre, à la fin de l'adolescence, les buts deviennent plus réalistes, on est capable de faire plus de compromis et l'adolescent peut défendre ses propres valeurs.

Bien sûr, cette division du développement de l'adolescence et de ses enjeux est théorique et ne représente pas forcément un même passage obligatoire pour tout le monde. Néanmoins, une telle structure est utile pour comprendre certains comportements et, surtout, pour aborder un problème de santé chronique à l'adolescence.

Particulièrement pour le trouble de déficit de l'attention et hyperactivité, il est important de situer le jeune en fonction de son stade de développement, car toute impulsivité ou toute rêverie à l'adolescence n'est pas forcément synonyme de TDAH!

Les spécificités du déficit de l'attention durant l'adolescence

La présentation

Les enjeux décrits plus haut montrent à l'évidence que les adolescents possèdent leurs propres caractéristiques. Dans ce sens, il n'est pas étonnant de constater que le trouble de déficit de l'attention présente certaines différences avec la période de l'enfance.

La plupart des études tendent à démontrer que le TDAH, diagnostiqué pendant l'enfance, continue à l'adolescence. En fait, près de 80 % des enfants qui souffrent d'un TDAH continueront à en souffrir à l'adolescence.

La majorité des adolescents souffrant de ce trouble ont déjà été diagnostiqués durant l'enfance. Par contre, les caractéristiques du TDAH se modifient au cours de cette période. En effet, alors que l'hyperactivité est plus présente durant l'enfance, la composante inattention prédomine à l'adolescence. À ce moment-là, on observe plus nettement les problèmes scolaires. L'impulsivité est également une composante prépondérante et elle peut nuire au fonctionnement social, pourtant crucial à cet âge.

À l'adolescence, le jeune a intériorisé la composante «hyperactivité», qui se traduit par de l'impatience et de la nervosité... Elle devient ainsi moins visible!

Dans l'autre groupe d'adolescents souffrant du TDAH, on trouve ceux chez qui le problème d'inattention n'a pas encore été diagnostiqué. Le TDAH peut ne se révéler qu'à cet âge, souvent parce que la demande scolaire devient plus grande (particulièrement sur le plan de l'organisation). L'inattention ne s'est pas aggravée depuis l'enfance, mais elle apparaît plus évidente dès l'entrée au secondaire. Ces adolescents présentent seulement l'inattention comme caractéristique du TDAH. Ils sont perçus par leur entourage comme étant paresseux. Dans cette situation, on retrouve davantage les filles, les adolescents au potentiel intellectuel élevé, les adolescents dont les familles ont toujours été engagées sur le plan scolaire ainsi que les adolescents au réseau social développé. Si on ne pose pas rapidement un diagnostic, il y a un risque réel d'échec, de découragement, de faible estime de soi, voire de décrochage scolaire. Ces adolescents non diagnostiqués se dévalorisent et diminuent leurs capacités réelles. Une fois que ces problèmes sont reconnus et traités, c'est l'ensemble du comportement qui s'améliore.

Il n'est pas rare de constater que les adolescents présentant un TDAH type « inattention » ont tendance à être tristes, à avoir des difficultés sociales, voire à être dépressifs. L'estime de soi est alors compromise.

Dans la forme mixte, les adolescents ont tendance, sur le plan social, à être en contact avec des plus jeunes qu'eux. Leurs comportements peuvent nuire, au point où l'on observe un réel problème oppositionnel.

Présentement, les critères diagnostiques restent les mêmes que ceux utilisés durant l'enfance. À cause des spécificités de présentation à cet âge, certains experts proposent de modifier ces critères.

Les comorbidités

On trouve un autre problème associé chez un grand nombre d'adolescents qui présentent la forme **mixte** ou **inattention** du TDAH.

Pour la forme **mixte**, il s'agit le plus souvent d'un trouble des conduites (consommation de drogues, consommation excessive d'alcool, conduites sexuelles à risque) ou d'un trouble de l'opposition. Les adolescents ayant un trouble oppositionnel sont encore plus défiants que ceux qui ont un déficit de l'attention isolé. Ils argumentent sur tout et remettent en question toute autorité. Ils épuisent leur entourage et les conflits familiaux sont souvent majeurs. Ces jeunes se retrouvent parfois dans les centres jeunesse ou en famille d'accueil.

La fréquence des troubles de l'humeur (dépression) et du trouble de l'anxiété augmente également par rapport à la population adolescente sans trouble de déficit de l'attention.

Les adolescents expérimentent alors tristesse, idées noires, anxiété. Leur fonctionnement est modifié, ils se replient sur eux-mêmes, ils accusent des symptômes physiques flous... C'est alors que certains se mettent à consommer des substances illicites pour mieux se détendre, pour s'endormir, pour mieux fonctionner. Ils mettent alors en place un véritable autotraitement. On peut citer la marijuana comme substance très largement utilisée. On admet couramment que le risque cumulatif de consommation de drogues chez une personne qui présente un TDAH jusqu'à l'âge adulte est de 50 %.

Pour ceux qui n'ont que la composante **inattention**, ce sont davantage les troubles de l'humeur et de l'anxiété qui prédominent. Là aussi, on observe la consommation de substances illicites à des fins « thérapeutiques ».

Ces associations avec le TDAH doivent être envisagées en même temps que la prise en charge du trouble lui-même. Par un questionnaire approprié, le médecin cherchera, seul avec l'adolescent, des signes de dépression, de tristesse ou d'anxiété. Cette étape prend du temps et rend la prise en charge du TDAH plus compliquée et plus longue à l'adolescence que durant l'enfance. Parfois, l'aide d'un pédopsychiatre est même nécessaire.

La consultation médicale pour le trouble de déficit de l'attention à l'adolescence

La prise en charge d'adolescents souffrant d'un TDAH

Bien entendu, la consultation médicale est une des étapes importantes pour diagnostiquer et traiter le problème. Il s'agit d'un travail d'équipe qui engage les parents et les enseignants, qui sont aux premières loges, l'infirmière de l'équipe soignante, le médecin et, parfois, un travailleur social ou un psychologue, voire un pédopsychiatre. L'idéal consiste à obtenir une évaluation psychologique sur les capacités cognitives de l'adolescent. Cette évaluation peut avoir été déjà réalisée ou être recommandée par le médecin afin de valider les aptitudes attentionnelles de l'adolescent.

Une particularité de l'adolescence est la difficulté à obtenir une évaluation des enseignants, alors qu'au primaire, un instituteur peut facilement évaluer l'élève. Au secondaire, la multitude des enseignants rend cette tâche plus difficile. L'équipe s'attardera donc aux bulletins de l'adolescent. Cet outil est particulièrement utile dans le suivi du traitement.

Tableau 1

Facteurs qui influencent l'adhésion au traitement	Stratégies pour améliorer l'adhésion
En lien avec l'adolescent : - la compréhension du TDAH - la compréhension du traitement (effets recherchés et secondaires) - la présence de comorbidité	- Il est important de fournir des renseignements adaptés au développement de l'adolescent (voir *L'adolescence et ses enjeux*). - L'adolescent doit rester un acteur principal de sa prise en charge. - L'amélioration des symptômes du TDAH en traitement influence positivement l'adhésion au traitement ainsi que l'estime de soi. - Il faut prendre en charge des comorbidités (trouble des conduites, anxiété).
En lien avec le thérapeute : - établissement d'une relation de confiance, climat de la consultation	- L'établissement d'un lien de confiance et de respect mutuel est un enjeu principal de la consultation. Cette dernière doit être centrée sur le jeune.
En lien avec le traitement : - les effets secondaires - le nombre de prises par jour	- Le choix du traitement doit être adapté aux réalités de vie de l'adolescent. - Les formulations à dose unique (effets prolongés) améliorent l'adhésion au traitement. - Il est important de choisir la dose avec le moins d'effets secondaires.
En lien avec l'entourage : - la famille - les amis	- Donner des explications précises à l'entourage, vérifier les perceptions de l'entourage concernant le traitement et le TDAH. - Vérifier le soutien possible de l'entourage. « Les parents qui rappellent de prendre la médication ! »

La consultation médicale est nécessaire pour diagnostiquer le TDAH. Le médecin ou l'infirmière doivent valider le diagnostic en fonction des symptômes présents. Plusieurs outils existent, par exemple les critères du DSM IV, l'échelle de Conners, le test de Poulin… Cependant, cela n'est pas tout. Une fois le diagnostic confirmé, il est primordial de bien expliquer à l'adolescent ce qu'est le TDAH. Le diagnostic étant parfois refusé ou rejeté par le jeune, il faut expliquer clairement les enjeux en donnant de l'information sur le traitement.

Malgré cela, certains adolescents refusent de croire qu'ils souffrent d'un TDAH. Il devient alors important de leur proposer un simple suivi et, s'il y a changement d'avis, une prise en charge habituelle.

Il est aussi important de considérer l'adolescent comme un acteur principal dans sa prise en charge.

D'autres adolescents, chez qui le problème a été reconnu en bas âge, peuvent tout à coup ne plus y croire, vouloir cesser de se traiter en pensant que tout est résolu. Si on se réfère au premier paragraphe, on comprendra mieux que le sentiment de toute-puissance présent au milieu de l'adolescence interfère avec le bon jugement. Dans ces situations, il est parfois utile de proposer une nouvelle évaluation des capacités attentionnelles (ex.: redemander un test Conners aux enseignants, aux parents et aux adolescents; réaliser une nouvelle évaluation psychologique). Il est rare que le problème soit effectivement résolu… Néanmoins, on admet que 50 % des adolescents présentant un TDAH s'améliorent à l'âge adulte. Encore une fois, il est important de respecter la position de l'adolescent. Si le refus est catégorique, il faut lui proposer un suivi et songer à des discussions ultérieures.

Le médecin recherchera les comorbidités, particulièrement un trouble dépressif, un trouble anxieux, un trouble des conduites, un problème de consommation de substances illicites. On demandera à l'adolescent de répondre à un questionnaire, seul avec le médecin ou l'infirmière. C'est là une étape primordiale de la rencontre. Il faut établir les règles de confidentialité dès le début de la consultation. Selon la loi, au Québec un adolescent a le droit de choisir son traitement à partir de l'âge de 14 ans. Il devient donc un partenaire dans la décision thérapeutique. Tout ce qu'un jeune dit au médecin n'est pas forcément dévoilé aux parents, à moins que l'information compromette gravement sa santé. En général, on peut convenir de l'information qui sera partagée avec les parents. C'est durant cette partie de l'entrevue que le médecin s'attarde aux comportements à risques (tabagisme, drogue, sexualité, conduite automobile). Il doit créer un lien de confiance. L'adolescent doit se sentir valorisé, écouté et compris. Il est effectivement le principal concerné. Par contre, il faut garder à l'esprit que comme les enfants, les adolescents ont tendance à nettement minimiser leurs symptômes.

Il faut aussi rencontrer les parents ou les intervenants pour entendre leur version. En général, une consultation se termine avec une discussion regroupant tous les acteurs engagés dans le processus afin de bien s'entendre sur la stratégie de prise en charge.

Les problèmes typiques rencontrés à la consultation médicale

L'adhésion au traitement

L'adhésion au traitement est un enjeu majeur en médecine. Le problème de non-adhésion au traitement et aux recommandations est universel et pas seulement propre aux adolescents ou aux personnes souffrant d'un TDAH. Lorsqu'on a reconnu le problème, un sentiment de frustration peut se développer non seulement chez le médecin, mais surtout chez les parents. La non-adhésion au traitement prescrit peut avoir diverses répercussions, selon le problème en cause. Pour le trouble de déficit de l'attention à l'adolescence, l'adhésion est un point important à considérer.

Les adolescents, tels que décrits plus haut, deviennent de véritables acteurs de leur prise en charge. Plusieurs facteurs peuvent influencer l'adhésion au traitement (voir tableau 1 à la page 176).

Le rejet du diagnostic

Il arrive qu'à l'adolescence et même parfois à la préadolescence, le jeune remette en question un diagnostic jusque-là accepté... Il ne veut plus prendre ses médicaments et être traité. Par contre, les parents et les membres de l'entourage veulent qu'il poursuive sa médication.

Rappelons que 80 % des enfants souffrant d'un TDAH continuent d'en souffrir durant l'adolescence. Il est donc possible que l'adolescent s'améliore ou, au mieux, que son trouble se modifie et devienne davantage un trouble attentionnel. Dans ces situations, l'adolescent doit se faire son idée et, bien souvent, il a déjà pris la décision d'arrêter le traitement. Il est important de l'encadrer dans cet « essai » et de choisir la période de l'année la moins mauvaise (par exemple à la fin de la première période scolaire). Un autre moyen intéressant consiste à réaliser une évaluation psychologique sans médication, pour statuer sur ses capacités attentionnelles (ainsi que nous l'avons décrit plus haut).

Les problèmes d'estime de soi

Le trouble de déficit de l'attention et hyperactivité interfère avec plusieurs sphères (scolaire, sociale, familiale et surtout personnelle). Lorsque le problème n'est pas traité, cela affecte tout le potentiel personnel. Une certaine résignation est possible. Il n'est pas rare que des adolescents souffrant d'un TDAH soient étiquetés comme étant paresseux… Des adolescents non traités rapportent fréquemment des phrases comme celles-ci : « Mon père me dit toujours que je ne fous rien », « On m'a toujours dit que j'étais paresseux et pas motivé ». Ainsi, c'est toute l'estime de soi qui est compromise. Les capacités personnelles sont sous-estimées.

Lorsque le trouble est mixte (inattention *et* impulsivité), non seulement cela touche les matières scolaires, mais aussi les relations sociales et familiales, qui deviennent souvent difficiles.

Le traitement du TDAH à l'adolescence

Ici, nous aborderons seulement les particularités du traitement du TDAH à l'adolescence, puisque le traitement général est abordé dans un autre chapitre. Nous allons discuter précisément des caractéristiques du traitement qui nous paraissent importantes à l'adolescence.

Un adolescent non traité risque d'avoir des répercussions :

- à l'école et dans ses objectifs professionnels ;
- sur sa propre estime ;
- sur son fonctionnement social ;
- au point de vue de la criminalité ;
- au point de vue des conduites sexuelles à risque (risques de grossesses, infections transmises sexuellement) ;
- dans l'abus de substances illicites ;
- pour les accidents et les blessures.

Pour le traitement, une des règles de base consiste à expliquer précisément l'état de santé et à dédramatiser le TDAH. Souffrir d'un TDAH n'équivaut pas à avoir un problème d'intelligence. Le TDAH est un problème neurobiologique qui a une mauvaise connotation pour certains. Il est donc important de relativiser le problème. Il est parfois nécessaire de le comparer à d'autres maladies chroniques, comme l'asthme ou le diabète. La déculpabilisation est tout aussi importante avec l'adolescent et ses parents. Ceux-ci ne sont en rien responsables et le problème est loin d'être une maladie honteuse...

Le traitement médicamenteux constitue une des options thérapeutiques. Les mesures habituelles d'encadrement durant l'enfance restent valables à l'adolescence. Avec des intervenants (orthopédagogues, enseignants, parents, travailleurs sociaux) on peut aider l'adolescent à définir ses objectifs et à établir une stratégie pour les atteindre.

La perception de la médication est souvent négative. Une explication claire et adaptée à l'âge du patient (effets bénéfiques, effets secondaires, mode d'utilisation) représente une étape clé dans la décision du jeune de suivre les recommandations. Parfois, il faut faire le point à propos de certaines croyances (ex.: « Je ne veux pas me droguer », « Le médicament, cela rend zombie », « Je veux rester moi-même »). La notion de dépendance à une substance fait souvent peur, particulièrement dans le sens de perdre le contrôle... Là encore, l'explication pharmacologique nous aide. Le risque de dépendance physique est nul lorsque les concentrations plasmatiques de la molécule s'élèvent progressivement, ce qui est le cas des médications stimulantes utilisées. Dans tous les cas, l'adolescent reste maître de lui-même. On peut même lui démontrer que s'il est bien traité, il pourra enfin exprimer son plein potentiel personnel !

Le choix de la molécule est fait en fonction de plusieurs enjeux

Le traitement est adapté à la réalité de l'adolescent. Le médecin explique à l'adolescent comment il choisit la durée journalière du traitement en fonction des horaires d'études, de travail et de loisirs.

On discute de la meilleure formule à choisir entre l'unidose et les multidoses. Les adolescents acceptent souvent mieux d'utiliser une forme unidose à action prolongée. Le médecin doit savoir que les risques de diversion des substances prescrites pour d'autres fins seraient plus élevés pour les formes à action rapide (ex.: *Ritalin*®).

Il faut respecter la question financière. Le prix du traitement peut fortement varier selon ce qui est choisi. Il faut discuter de cet enjeu avant de prescrire et vérifier la possibilité de remboursements.

Le choix du traitement peut modifier l'adhésion au traitement (nombre de prises par jour, perception de l'adolescent quant au choix). Là aussi, la tendance actuelle est de favoriser la prise unique.

Parfois, plusieurs changements dans le choix du traitement ont déjà eu lieu à cause d'effets secondaires. En particulier, le médecin s'attardera davantage aux effets secondaires souvent observés, en particulier l'évolution du poids et de la taille.

Parfois, on procède à des changements de médicaments lorsque la réaction au traitement est mitigée. Dans ce cas, il est important d'atteindre la dose optimale de chaque médicament. On recommande parfois de revenir à une molécule de base et de l'utiliser jusqu'à sa dose maximale avant de changer de traitement. Si, malgré cela, la réaction est peu favorable, on doit se demander s'il n'y a pas un autre problème que le TDAH (par exemple, un trouble d'apprentissage).

On documente les effets bénéfiques du traitement, lors des consultations médicales, en utilisant les rapports des enseignants, les observations des parents et, surtout, les impressions de l'adolescent. Les différentes sphères peuvent s'améliorer (sociale, scolaire et familiale). Il est maintenant démontré qu'un adolescent souffrant du trouble de déficit de l'attention et qui est traité risque moins de développer un autre problème (estime de soi, consommation de drogues, conduites à risque).

L'obtention du permis de conduire est une grande source de motivation quant au suivi des recommandations du traitement. L'adolescent doit savoir que le TDAH et la conduite automobile ne font pas bon ménage! En effet, il faut obtenir un traitement adéquat pour que le médecin signe le formulaire d'aptitude pour le permis de conduire.

En présence de drogue

La consommation de substances illicites est un risque réel chez les personnes souffrant d'un TDAH. On estime à 50 % le risque cumulatif à vie chez ceux qui présentent un TDAH à l'âge adulte.

Un adolescent non traité risquerait six fois plus de consommer une substance illicite qu'un adolescent qui ne souffre pas de TDAH. Il est maintenant démontré que le traitement réduit ce risque, même en utilisant les stimulants. On favorise alors le choix des substances à action prolongée.

Lorsqu'un adolescent consomme de la drogue et présente un trouble d'attention non traité, la première étape consiste à essayer de réduire l'abus de substances illicites. Le cannabis représente la drogue la plus utilisée par les adolescents souffrant d'un TDAH. Il n'est pas rare qu'ils en fument quotidiennement! Dans ce cas, il est important de réduire la fréquence de consommation avant de commencer un traitement. On peut y arriver par un suivi régulier, une prise en charge multisystémique, voire une sorte de contrat : « Je m'occupe de ton problème et toi, tu réduis ta consommation... ». Ici aussi, le premier choix de traitement reste les substances stimulantes, en préférant les formes à action prolongée. Cela permet d'éviter le marché de la revente pour les stimulants à courte action (*Ritalin*™). On peut aussi utiliser des substances non stimulantes.

Pour une transition harmonieuse vers l'âge adulte

Initialement, on croyait que le TDAH était un problème de l'enfance. Présentement, on le reconnaît comme étant un trouble de santé chronique qui dure jusqu'à l'âge adulte dans plus de 50 % des cas. Le TDAH à l'âge adulte présente ses spécificités. En voici quelques-unes :

- l'hyperactivité de l'enfance se transforme en une sensation interne de devoir tout le temps bouger ;
- les symptômes d'inattention sont nettement plus proéminents que l'impulsivité et l'hyperactivité ;
- la distraction devient plus difficile à reconnaître, car ce qui prédomine, ce sont des difficultés d'organisation, voire d'évitement des tâches ;
- les comorbidités sont plus présentes (dépression, troubles anxieux, trouble bipolaire).

L'adolescent traité décidera, une fois adulte et avec les conseils de son médecin, du choix du traitement (arrêt, stimulants, non stimulants). Bien sûr, la décision de poursuivre ou non le traitement durant l'âge adulte revient à chaque personne. La décision peut être influencée par l'intensité du trouble, par les choix et les objectifs de carrière, par les convictions personnelles et par la présence de comorbidité.

Un suivi médical en médecine de famille peut suffire. Le pédiatre qui a suivi jusqu'alors l'enfant, puis l'adolescent, doit s'assurer d'une continuité des soins.

Références

BUKSTEIN O. «Substance Abuse in Patients With Attention-Deficit/Hyperactivity Disorder». *Medscape J Med.* 2008; 10(1): 24

GIBBINS C. et al. «Clinical Recommendations in Current Practice Guidelines for Diagnosis and Treatment of ADHD in Adults». *Currents Psychiatry Reports* 2007; 9: 420-426.

HAZELL P. «Pharmacological Management of Attention-Deficit Hyperactivity Disorder in Adolescent». *CNS Drugs 2007*; 21(1): 37-46.

MICHAUD P-A et al. «The Adolescent With a Chronic Condition. Part II: Healthcare Provision». *Arch Dis Child* 2004; 89: 943–949.

WILENS T.E. et al. «Misuse and Diversion of Stimulants Prescribed for ADHD: A Systematic Review of the Literature». *J.Am.Acad. Child Adolesc.Psychiatry*, 2008; 47(1): 21-31.

WOLRAICH M.L. et al. «Attention-Deficit/Hyperactivity Disorder Among Adolescents: A Review of the Diagnosisi, Treatment and Clinical Implications». *Pediatrics*, 2006; 115(6): 1734-46.

Le trouble déficit de l'attention avec ou sans hyperactivité. Traitement pharmacologique Lignes directrices du Collège des médecins du Québec, 2006.

www.cmq.org/DocumentLibrary/UploadedContents/Cms Documents/Lignes-TDAH-mise-a-jour-pharmaco-2006.pdf

Le TDAH, site du ministère de la Santé et des Services sociaux du Québec:

www.msss.gouv.qc.ca/sujets/prob_sante/hyperactivite.php

Ressources

Au Canada

Association québécoise pour les troubles d'apprentissage (AQETA)
284, rue Notre-Dame Ouest, bureau 300
Montréal (Québec) H2Y 1T7
Courriel : info@aqeta.qc.ca
Site web : www.aqeta.qc.ca
Téléphone : 514 847-1324
Fax : 514 281-5187

Centre for ADHD/ADD Advocacy, Canada (CADDAC)
40, Wynford Drive, Suite 304B
Toronto (Ontario) M3C 1J5
Courriel : info@caddac.ca
Site web : www.caddac.ca
Téléphone : 416 637-8584
Fax : 416 385-3232

CH.A.D.D. Canada
P.O. Box 23043
Citadel RPO
St. Albert (Alberta) T8N 6Z9
Courriel : chaddCanada@hotmail.com
Site web : www.chaddcanada.org
Consultez aussi le site web américain, plus complet du CHADD
Site web : www.chadd.org

Regroupement des associations de parents PANDA du Québec
2, chemin du Ravin
Sainte-Thérèse-de-Blainville (Québec) J7E 2T2
Courriel : info@associationpanda.qc.ca
Site web : www.associationpanda.qc.ca
Téléphone : 450 304-1100
Téléphone sans frais : 1 877 979-7788
Fax : 450 979-5533

..pe

...ciation de Parents d'Enfants Hyperactifs (APEH)
Région Nord/Pas-de-Calais
4, Clos du Verger
62840 Sally-sur-la-Lys - France
Tél.: 03.21.25.78.90
Courriel: asso-apeh@wanadoo.fr
Site web: www.apeh-asso.fr.fm

TDAH France
37, rue des Paradis
95410 Groslay - France
Tél: 06 19 30 12 10 ou 01 34 28 70 36
Site web: www.tdah-france.fr

Association TDA/H Belgique
Regroupement des parents de la Belgique francophone
24, rue de la Glacière
1060 Bruxelles - Belgique
Tél.: 0484 177 708
Courriel: info@tdah.be
Site web: www.forumhyper.net/scarlett

**Association Suisse romande de Parents d'Enfants
avec Déficit d'Attention et/ou Hyperactivité**
ASPEDAH – Secrétariat
Rue du Bugnon 18
1005 Lausanne - Suisse
Tél.: 021 703 2420
Courriel: aspedah@bluewin.ch
Site web: www.aspedah.ch

LIVRES POUR LES PARENTS

**Aider son enfant à gérer l'impulsivité et l'attention:
Attentix à la maison**
Caron, Alain
Montréal: Chenelière, 2006. 104 p.

Les alternatives au ritalin
Brière, Francis et Christian Savard
Montréal: Caractère, 2007. 224 p.

Apprivoiser l'hyperactivité et le déficit de l'attention
Sauvé, Colette
Montréal: Éditions du CHU Sainte-Justine, 2007. 2ᵉ éd., 128 p.
(Collection du CHU Sainte-Justine pour les parents)

Ces enfants qui bougent trop : déficit d'attention-hyperactivité chez l'enfant
Desjardins, Claude
Outremont (Québec) : Quebecor, 2001. 201 p.

Ces parents à bout de souffle
Lavigueur, Suzanne
Outremont (Québec) : Quebecor, 2006. 420 p.

Déficit de l'attention sans hyperactivité : compréhension et interventions
Pelletier, Emmanuelle
Outremont (Québec) : Quebecor, 2006. 151 p. (Famille)

Le déficit de l'attention et l'hyperactivité en 32 questions
Raymond, François
Saint-Lambert : Enfants Québec, 2004. 52 p. (Parent Guide)

Du calme ! manuel pour l'éducation des enfants hyperactifs
Compernolle, Théo
Bruxelles : De Boeck, 2004. 172 p. (Comprendre)

L'enfant impulsif
Falardeau, Guy
Montréal : Éditions de l'Homme, 2006. 166 p. (Parents aujourd'hui)

L'esprit dispersé : comprendre et traiter les troubles de la concentration
Maté, Gabor
Montréal : Éditions de l'Homme, 2001. 386 p.

L'hyperactivité : T.D.A.H.
Lecendreux, Michel
Paris : Solar, 2007. 384 p. (Réponses à vos questions sur...)

J'aide mon enfant à se concentrer : une méthode pour favoriser sa réussite
Antier, Edwige
Paris : J'ai lu, 2001. 238 p. (J'ai lu bien-être)

LIVRES POUR ENFANTS

Jonas ne tient pas en place
Dufresne, Didier
Paris : Mango Jeunesse, 2005. 20 p. (Je suis comme ça) - 3 ans+

Le lion dans la tête de Ludovic : une histoire sur... l'hyperactivité
Dieltiens, Kristien
Saint-Lambert : Enfants Québec, 2007. 26 p. (Une histoire sur...)
(J'apprends la vie) - 3 ans+

Olivia et sa fanfare
Falconer, Ian
Paris : Seuil Jeunesse, 2007. 40 p. - 3 ans+

Tocson
Gravel, François
Saint-Lambert (Québec) : Dominique et Compagnie, 2003.
30 p. - 3 ans+

Hou ! hou ! Simon
Marleau, Brigitte
Terrebonne (Québec) : Boomerang, 2008. 24 p. (Au cœur des
différences) - 4 ans+

Arrête deux minutes !
Piché, Geneviève
Saint-Laurent (Québec) : Pierre Tisseyre, 2003. 60 p. (Sésame) –
6 ans+

**Champion de la concentration : un guide pour les enfants sur le
déficit de l'attention et l'hyperactivité**
Nadeau, Kathleen G et Ellen B. Dixon
Saint-Lambert : Enfants Québec, 2006. 96 p. (J'apprends la vie) –
6 ans+

Louise Titi
Arrou-Vignod, Jean-Philippe
Paris : Gallimard Jeunesse, 2004. 22 p. – 6 ans+

Max est dans la lune
de Saint-Mars, Dominique
Fribourg : Calligram, 1999. 45 p. (Max et Lili) (Ainsi va la vie) –
6 ans+

Max n'aime pas l'école
de Saint Mars, Dominique
Fribourg : Calligram, 1993. 43 p. (Max et Lili) (Ainsi va la vie) –
6 ans+

Mon cerveau a besoin de lunettes : vivre avec l'hyperactivité
Vincent, Annick
Le Gardeur : Impact, 2004. 43 p. (Psychopratique) – 6 ans+

Toby et Lucy : deux enfants hyperactifs
Haenggeli, Charles-Antoine
Chêne-Bourg (Suisse) : Georg Éditeur, 2002. 96 p. – 6 ans+

Edgar-la-bagarre
Poupart, Roger
Saint-Lambert (Québec) : Soulières, 2007. 77 p. (Ma petite vache a mal aux pattes) – 8 ans+

Le cousin hyperactif
Gervais, Jean
Montréal : Boréal, 1996. 58 p. (Dominique) – 8 ans+

Pourquoi je ne peux pas être attentif ?
Shawn, David H. et Ilana H. Shawn
Sutton (Québec) : Communications Message and More, 2007. 28 p. – 8 ans+

Songes et mensonges
Loignon, Nathalie
Saint-Lambert (Québec) : Dominique et Compagnie, 2002. 123 p. (Roman bleu) – 10 ans+

TEXTES SUR INTERNET

Attention-Deficit/Hyperactivity Disorder (ADHD)
Mayo Clinic
www.mayoclinic.com/health/adhd/DS00275

Comment savoir si mon enfant a un déficit d'attention ou est hyperactif ?
PANDA de la MRC l'Assomption
http://panda.cyberquebec.com/documents/guide_parent.pdf

L'hyperactivité et les problèmes d'attention chez les jeunes, soyons vigilants !
Ministère de l'éducation du Québec
http://publications.msss.gouv.qc.ca/acrobat/f/documentation

La médecine parallèle pour les troubles de déficit de l'attention avec hyperactivité
Société canadienne de pédiatrie
www.cps.ca/soinsdenosenfants/enfantmalade/TDAHparallele.htm

**Trouble de déficit de l'attention/hyperactivité (TDAH) :
Agir ensemble pour mieux soutenir les jeunes – Document de
soutien à la formation : connaissances et intervention**
Ministère de l'éducation du Québec
http://publications.msss.gouv.qc.ca/acrobat/f/documentation/2003/

Les troubles d'hyperactivité avec déficit d'attention
Association suisse romande de parents d'enfants avec déficit d'attention et/ou hyperactivité
www.comportement.net/pedagogie/pdf/05.PDF

Ouvrages parus
dans la même collection

AU FIL DES JOURS... APRÈS L'ACCOUCHEMENT
L'équipe de périnatalité de l'Hôpital Sainte-Justine
ISBN 2-922770-18-4   2001/96 p.

AU RETOUR DE L'ÉCOLE...
LA PLACE DES PARENTS DANS L'APPRENTISSAGE SCOLAIRE
2ᵉ ÉDITION
Marie-Claude Béliveau
ISBN 2-922770-80-X   2004/280 p.

COMPRENDRE ET GUIDER LE JEUNE ENFANT
À LA MAISON, À LA GARDERIE
Sylvie Bourcier
ISBN 2-922770-85-0   2004/168 p.

DE LA TÉTÉE À LA CUILLÈRE
BIEN NOURRIR MON ENFANT DE 0 À 1 AN
Linda Benabdesselam et autres
ISBN 2-922770-86-9   2004/144 p.

LE DÉVELOPPEMENT DE L'ENFANT AU QUOTIDIEN
DU BERCEAU À L'ÉCOLE PRIMAIRE
Francine Ferland
ISBN 2-89619-002-3   2004/248 p.

LE DIABÈTE CHEZ L'ENFANT ET L'ADOLESCENT
Louis Geoffroy, Monique Gonthier et les autres membres de l'équipe
de la Clinique du diabète de l'Hôpital Sainte-Justine
ISBN 2-922770-47-8   2003/368 p.

LA DISCIPLINE, UN JEU D'ENFANT
Brigitte Racine
ISBN 978-2-89619-119-2   2008/128 p.

DROGUES ET ADOLESCENCE
RÉPONSES AUX QUESTIONS DES PARENTS
Étienne Gaudet
ISBN 2-922770-45-1   2002/128 p.

DYSLEXIE ET AUTRES MAUX D'ÉCOLE
QUAND ET COMMENT INTERVENIR
Marie-Claude Béliveau
ISBN 978-2-89619-121-5   2007/288 p.

EN FORME APRÈS BÉBÉ
EXERCICES ET CONSEILS
Chantale Dumoulin
ISBN 2-921858-79-7   2000/128 p.

EN FORME EN ATTENDANT BÉBÉ
EXERCICES ET CONSEILS
Chantale Dumoulin
ISBN 2-921858-97-5   2001/112 p.

ENFANCES BLESSÉES, SOCIÉTÉS APPAUVRIES
DRAMES D'ENFANTS AUX CONSÉQUENCES SÉRIEUSES
Gilles Julien
ISBN 2-89619-036-8   2005/256 p.

L'ENFANT ADOPTÉ DANS LE MONDE (EN QUINZE CHAPITRES ET
DEMI)
Jean-François Chicoine, Patricia Germain et Johanne Lemieux
ISBN 2-922770-56-7   2003/480 p.

L'ENFANT MALADE
RÉPERCUSSIONS ET ESPOIRS
Johanne Boivin, Sylvain Palardy et Geneviève Tellier
ISBN 2-921858-96-7   2000/96 p.

ENFIN JE DORS... ET MES PARENTS AUSSI
Evelyne Martello
ISBN 978-2-89619-082-9   2007/120 p.

L'ÉPILEPSIE CHEZ L'ENFANT ET L'ADOLESCENT
Anne Lortie, Michel Vanasse et autres
ISBN 2-89619-070-8   2006/208 p.

L'ESTIME DE SOI DES ADOLESCENTS
Germain Duclos, Danielle Laporte et Jacques Ross
ISBN 2-922770-42-7   2002/96 p.

L'ESTIME DE SOI DES 6-12 ANS
Danielle Laporte et Lise Sévigny
ISBN 2-922770-44-3   2002/112 p.

L'ESTIME DE SOI, UN PASSEPORT POUR LA VIE – 2ᵉ ÉDITION
Germain Duclos
ISBN 2-922770-87-7   2004/248 p.

ET SI ON JOUAIT?
LE JEU DURANT L'ENFANCE ET POUR TOUTE LA VIE
2ᵉ ÉDITION
Francine Ferland
ISBN 2-89619-035-X   2005/212 p.

ÊTRE PARENT, UNE AFFAIRE DE CŒUR – 2ᵉ ÉDITION
Danielle Laporte
ISBN 2-89619-021-X   2005/280 p.

FAMILLE, QU'APPORTES-TU À L'ENFANT?
Michel Lemay
ISBN 2-922770-11-7   2001/216 p.

LA FAMILLE RECOMPOSÉE
UNE FAMILLE COMPOSÉE SUR UN AIR DIFFÉRENT
Marie-Christine Saint-Jacques et Claudine Parent
ISBN 2-922770-33-8   2002/144 p.

LES TROUBLES ANXIEUX EXPLIQUÉS AUX PARENTS
Chantal Baron
ISBN 2-922770-25-7   2001/88 p.

LES TROUBLES D'APPRENTISSAGE :
COMPRENDRE ET INTERVENIR
Denise Destrempes-Marquez et Louise Lafleur
ISBN 2-921858-66-5   1999/128 p.

VOTRE ENFANT ET LES MÉDICAMENTS :
INFORMATIONS ET CONSEILS
Catherine Dehaut, Annie Lavoie, Denis Lebel, Hélène Roy
et Roxane Therrien
ISBN 2-89619-017-1   2005/332 p.